Ute Clausner
Der Haaranalyse-Resonanztest
- Diagnose und Therapie der Zukunft

AF280039

Ute Clausner

Der Haaranalyse-Resonanztest

- Diagnose und Therapie der Zukunft -

© 2001 Alle Rechte vorbehalten

Nichts von dieser Ausgabe darf ohne vorherige Genehmigung durch den
Herausgeber vervielfältigt, in einen automatischen Datenbestand
aufgenommen und/oder in Form von Druck, Fotokopie, Mikroverfilmung,
Videoaufzeichnung oder auf andere Weise veröffentlicht werden.

Herausgeber :

Institut für Diagnose und Therapie
Ute Clausner
Gravenbruchweg 33
63069 Offenbach
Tel: 0049/69/844914
Fax: 0049/69/844993

Herstellung Books on Demand GmbH
ISBN 3-8311-2630-5

**Der Fortschritt wächst
allein durch Auflehnung**
(Godfried Bomans: 1913-1971)

Inhaltsverzeichnis

I. Teil

Zur Entstehung des Haaranalyse-Resonanztests

Es bestehen keine Zweifel, die Unzufriedenheit mit der modernen Medizin wächst . Während sie einerseits Großes vollbracht hat, besonders auf dem Sektor der technischen Möglichkeiten, ist es doch andererseits so, daß die Zahl der Krankheiten und der Kranken keineswegs abgenommen hat. Im Gegenteil, bedingt durch wachsende Umweltbelastungen und Streß aller Art nehmen die Krankheiten noch zu.

Das Gesundheitswesen scheint in der Bewältigung dieser Probleme völlig überfordert, was sich unter anderem an den steigenden Kosten zeigt. Inzwischen wurde sogar nachgewiesen, daß die Zahl der Kranken proportional zur Zahl der Ärzte in einer Region wächst. Die Politiker stehen dem Problem offenbar machtlos gegenüber, denn jeder Bürger hat inzwischen mitbekommen, daß Kostendämpfungen, Erhöhungen der Krankenkassenbeiträge und ähnliche Maßnahmen nur kurzfristig greifen, während die Probleme langfristig ungelöst bleiben. Kaum, daß an einer Ecke des Systems das „Feuer gelöscht" ist, so fängt es schon an einer anderen Ecke wieder zu brennen an.

Trotz der hohen Kosten, die die Patienten tragen müssen, haben viele den Eindruck, daß ihre medizinische Behandlung keineswegs zufriedenstellend ist. Nicht nur, daß die Arzneimittel, die verschreiben werden, Nebenwirkungen hervorrufen, die oft in keinem Verhältnis zur Krankheit stehen, sondern vor allem spüren die Patienten auch, daß die medikamentösen Wirkungen nur kurzfristigen Erfolg haben, während die Krankheiten als solche unbehandelt bleiben. Aufgrund dessen fühlen sich viele Patienten nicht mehr ernst genommen. Lange Wartezeiten in überfüllten Wartezimmern, eine Massenabfertigung im Schnellverfahren, mit ein paar eilig verschriebenen Medikamenten, merken sie, daß an Ihnen nur „herumgedoktert" wird, während sich niemand um die wahre Ursache Ihrer Krankheit kümmert.

Aus diesem Grund ist der Ruf nach mehr „Ganzheitlichkeit" in der Medizin zwingend notwendig geworden. Die Patienten und viele Therapeuten wünschen sich ein System, das den ganzen Menschen berücksichtigt. Es entsteht teilweise der Eindruck, daß der Mensch wie eine Maschine behandelt wird oder - wie im Hinblick auf einige Praktiken der Organspende – wie ein wandelndes Ersatzteillager.
Die traditionelle Schulmedizin ist dort überlegen, wo es um Schnelligkeit in der Behandlung geht, wie z.B. in der Unfallmedizin, wohingegen die biologische

Medizin dagegen dort, wo eine gründliche und langfristige Behandlung gefragt ist, d.h. bei chronischen, langwierigen Erkrankungen ihre Vorteile hat.

Dieses Buch hat sich zum Ziel gesetzt, dem interessierten Leser - Patienten und Therapeuten –
eine grundlegende und allgemeinverständliche Einführung über diese Art der Diagnose und ganzheitlichen Denkweise zu vermitteln.

Das biologische Alter

Jeder Mensch wird geboren und ab da läuft die Zeitrechnung. Jedes Jahr kommt ein Jahr dazu – bei Jugendlichen kann es nicht schnell genug gehen, bei den Älteren könnte es teilweise langsamer gehen. Dieses Alter können wir normalerweise nicht beeinflussen.

Es soll schon Mannequins gegeben haben, die in ihrem Paß auf ihrem Geburtsjahr einen Brandfleck einer Zigarette hatten und auf diese Weise ihr Geburtsjahr nach unten manipuliert haben, was zur Folge hatte, daß sie diese gewonnenen Jahre entsprechend länger arbeiten mußten, bis sie die Rente einreichen konnten. Neben dem oben erwähnten Alter, gibt es nun noch das biologische Alter. Normalerweise sollten beide, das biologische und kalendarische Alter gleich sein. Durch Krankheit, Streß, besser gesagt durch Disstreß, übermäßigem Alkoholgenuß, Nikotinmißbrauch, Sorgen usw.kann es vorkommen, daß das biologische Alter höher ist . Sollte das biologische Alter sehr viel höher sein, als das tatsächliche Alter, ist das als Warnung zu verstehen und es sollten schnellst möglich Maßnahmen eingeleitet werden, daß die Gründe gefunden und rückgängig gemacht werden . Dies ist mit einer biologischen Therapie, Regenerationsmaßnahmen, Umstellung der Lebensweise und anderen Maßnahmen im allgemeinen in kurzer Zeit zu erreichen. Sollte Sie dies nicht überzeugen, so bitte ich zu bedenken, daß bei einem biologischen Alter von 60 Jahren, einem tatsächlichen Alter von 40 Jahren und einer möglichen Lebenserwartung von 80 Jahren, dann noch 20 Jahre möglicher Lebenszeit übrig blieben und somit ganze 20 Jahre verschenkt werden.

Es gibt eine recht einfache Methode das ungefähre biologische Alter selbst zu bestimmen. Sie ritzen sich mit einem Fingernagel der einen Hand über den Handrücken der anderen Hand, an dieser Stelle ensteht ein roter Streifen . Nun notieren Sie die Zeit der ersten Rötung, der stärksten Rötung und bis alle Rötung wieder verschwunden ist, also der Handrücken wieder ganz normal aussieht.

Nun die ungefähren Zeiten:

20 Sekunden = erste Rötung,
24 Sekunden = stärkste Rötung,
2 Minuten bis alle Rötung wieder verschwunden ist = biologisches Alter ca. 20 Jahre

30 Sekunden = erste Rötung,
36 Sekunden = stärkste Rötung,
3 Minuten bis alle Rötung wieder verschwunden ist = biologisches Alter ca. 30 Jahre

40 Sekunden = erste Rötung,
48 Sekunden = stärkste Rötung,
4 Minuten bis alle Rötung wieder verschwunden ist = biologisches Alter ca. 40 Jahre

50 Sekunden = erste Rötung,
60 Sekunden = stärkste Rötung,
5 Minuten bis alle Rötung wieder verschwunden ist = biologisches Alter ca. 50 Jahre

60 Sekunden = erste Rötung,
72 Sekunden = stärkste Rötung,
6 Minuten bis alle Rötung wieder verschwunden ist = biologisches Alter ca. 60 Jahre

70 Sekunden = erste Rötung,
84 Sekunden = stärkste Rötung,
7 Minuten bis alle Rötung wieder verschwunden ist = biologisches Alter ca. 70 Jahre

80 Sekunden = erste Rötung,
96 Sekunden = stärkste Rötung,
8 Minuten bis alle Rötung wieder verschwunden ist = biologisches Alter ca. 80 Jahre

Sollten Sie nun festgestellt haben, daß Ihr biologisches Alter 10 Jahre älter ist, machen Sie bitte kein Drama daraus, diese Berechnung sollte auch nur als grober Anhaltspunkt dienen und nicht überbewertet werden. Finden Sie heraus, oder lassen herausfinden, warum Ihr biologisches Alter höher ist. Sollte eine Krankheit dahinterstecken, so haben Sie jetzt noch die Zeit, diese rechtzeitig zu erkennen, z.B. durch den Haaranalyse-Resonanztest. Mit dieser Diagnose, können anschließend Maßnahmen ergriffen, um dann u.a. das biologische Alter wieder herunterzudrücken.

Die Störfelder und Blockaden

Mit Hilfe des Haaranalysen-Resonanztests können Blockaden festgestellt werden, das bedeutet, wie der Begriff schon sagt, es blockiert etwas. Wird diese Blockade beseitigt, wird der Weg frei um die Beschwerden dauerhaft zu beseitigen. Bleibt jedoch die Blockade bestehen, so wird jede Therapiemaßnahme immer nur bis zur Blockade gehen.

Nun ist es durchaus möglich, daß die Beschwerden irgendwo anders liegen und dort wo das Störfeld, oder die Blockade besteht, anscheinend alles normal ist. Dies ist sozusagen die Tücke des Objekts und leider nicht so selten bei chronischen Erkrankungen. Ebenso verhält es sich bei unspezifischen Beschwerden, wie Müdigkeit, Abgeschlagenheit, Antriebsschwäche, aber auch bei Erkrankungen des rheumatischen Formenkreises, Hauterkrankungen, Schmerzen, Stoffwechseler-krankungen u.a. Unpäßlichkeiten, die häufig, wenn ihre Ursache nach einigen schulmedizinischen Diagnoseverfahren nicht gefunden werden kann, als psychosomatisch eingestuft werden. Und damit beginnt der teilweise jahrelange Leidensweg dieser Patienten.

Das häufigste Störfeld sind die Zahnmetalle. Es dürfte sich inzwischen herumgesprochen haben, daß Amalgam zwar die haltbarste Zahnfüllung, aus ganzheitlicher Sicht aber die schlechteste Lösung darstellt. Es gibt inzwischen eine unendlich lange Liste von Beschwerden, die durch Amalgam verursacht werden können, dies sind an erster Stelle Allergien, emotionelle Störungen, Gedächtnisprobleme, Energielosigkeit, Zahnfleischbluten, Hautprobleme und viele andere Beschwerden.
Sind nun außer Amalgamfüllungen auch noch andere Metalle im Mund, wie z.B. eine Goldkrone, so bedeutet dies aufgrund der physikalischen Gesetze, es bestehen zwischen den Metallen galvanische Ströme. Dies sind Minibatterien, bei denen teilweise je nach Metall bis zu 3 bis 4 Volt an Strom fließt. Dies ist bereits bei verschiedenen Amalgamfüllungen, wie z.B. Silberamalgam und Non-gamma-Amalgam der Fall. Auch zwischen verschiedenen Gold-Inlays oder Goldkronen kann Strom fließen, wenn diese nicht die gleiche Zusammensetzung haben. Aus diesem Grund ist es sinnvoll von jeder Füllung, jedem Inlay, jeder Krone vom

Zahnarzt den Namen, die Zusammensetzung zu erfragen oder gleich die Rechnung des zahntechnischen Labors zu erbitten und dies sehr sorgfältig aufzubewahren, damit darauf geachtet werden kann, daß bei der nächsten Zahnfüllung, Inlay, Krone dasselbe Material verwendet wird. Jeder, den es betrifft sollte selbst darauf achten, bevor aus Unkenntnis oder Unachtsamkeit dann wieder zwei verschiedene Metalle in den Mund gelangen. Übrigens Heizungsinstallateure würden niemals zwei verschiedene Metalle in ein Rohrleitungssystem installieren, weil sie gelernt haben, daß dies gravierende Probleme verursacht.

Kadmium als Schwermetall wird zuweilen auch als Störfeld im Zahnbereich gefunden. Dies sind meist alte Zahnfüllungen aus Amalgam, die u.a. Kadmium enthalten. Kadmium verursacht Nierenschädigungen, hoher Blutdruck, Zinkmangel, Kalziummangel, Veränderungen der Blutwerte, um nur einige Folgen dieses Metalls zu nennen.

Das nächst gängige Metall im Mund ist Palladium – ein unedles Platinleichtmetall – das meist Goldkronen oder Inlays beigemischt ist. Die möglichen Beschwerden sind Allergien, Kieferentzündungen, Gedächtnisstörungen, Schwindel, Schlafstörungen, Magen-/Darmbeschwerden, um nur einige zu nennen.

Chrom kann Nierenerkrankungen, Geschmacksveränderungen, Entzündungen, Schleimhauterkrankungen hervorrufen. Kobalt macht Kontaktallergien, Leber- und Nierenschäden. Beryllium lagert sich in der Leber ab und ist 4.000 mal giftiger als Arsen. Molybdän macht Kopf- und Gliederschmerzen, Schwindel, Nervosität, Depressionen u.a. Beschwerden. Nickel ist häufig verantwortlich für Allergien, Hirndurchblutungsstörungen, Asthma, Fortpflanzungsstörungen. Nickel als Störfeld im Kopfbereich sind öfters Brillengestelle. Ein weiterer Zahnwerkstoff ist Titan. Dieser wird häufig für Implantate verwendet. Mögliche Störungen sind Übelkeit, Kopfdruck, hormonelle Störungen an Schilddrüse, Keimdrüsen und Nebennieren, Entzündungen der Schleimhäute im Magendarmtrakt, im Urogenitalbereich und in den Gelenken. Gold sammelt sich in der Bauchspeicheldrüse an und sorgt dort für entsprechende Störungen.

Ein Werkstoff, der gelegentlich gefunden wird und Bestandteil von verunreinigten Amalgamfüllungen ist, ist Thallium, ein Nervengift, das auch Allergien erzeugt. All diese Reaktionen und noch weitere können, müssen aber nicht auftreten.

Aus diesem Grund ist es äußerst wichtig, daß vor der Verwendung des Zahnmetalls auf Verträglichkeit getestet wird. Sollten Sie keines der Metalle vertragen, so gibt es alternative, metallfreie Zahnwerkstoffe, die allerdings bisher nicht die Haltbarkeit eines Metalls haben und deshalb des öfteren von den Krankkassen abgelehnt werden.

Wenn Sie jedoch bereits ein Zahnmetall im Mund haben, dann lassen Sie sich bitte auch wieder die gleiche Zusammensetzung bei weiteren Zahnbehandlungen einsetzen, auch wenn der Zahnarzt meint, daß das andere Material äußerst verträglich ist.

Ein weiteres Thema sind Keramikverblendungen, auch diese sollten auf Verträglichkeit getestet werden und wenn bereits im Mund vorhanden, sollte das gleich Material wieder verwendet werden.

Nach meinen Erfahrungen sind diese Unverträglichkeiten sehr eng mit einer Strahlenbelastung verknüpft. Es handelt sich dabei hauptsächlich um elektromagnetische Belastungen, aber auch um geopathische Belastungen und/oder Radioaktivität z.B. aus Baustoffen. Reduziert man die Strahlenbelastung durch die passenden Maßnahmen, so ist es möglich, daß die Unverträglichkeiten verschwinden. Trotzdem sollte sich jedoch nur ein und derselbe Zahnwerkstoff im Mund befinden. Dieser Themenkreis wird detaillierter behandelt im Kapitel Strahlenbelastungen.

Zeigen sich nun die Zähne als Störfeld, es ist aber alles Zahnmetall bereits entfernt, so besteht die Möglichkeit, daß doch noch kleine Reste übersehen wurden, oder keine Maßnahmen ergriffen wurden um das Metall auszuleiten. Eine Ausleitung bzw. Entgiftung ist möglich durch verschiedene homöopathische Einzelmittel, Aminosäuren, Mineralstoffe, insbesondere Selen, Vitamine, besonders Vitamin C, aber auch Vitamin B6 mit Unterstützung von Leber und Nieren, da diese in diesen Fällen immer besonders gefordert werden.
Beim Störfeld Zähne durch Zahnmetalle finden sich immer Metallablagerungen im Kieferbereich.
Das nächste, sehr häufige Störfeld sind die Nebenhöhlen, der Mund-/ Rachenbereich und die Mandeln. Da es durch das Störfeld Zähne und Kiefer zu einer ph - Wertverschiebung in Richtung Säure im Mundbereich gekommen ist, fehlt nun die natürlich Barriere. Das bedeutet alles, was sich in der Luft befindet, kann ungehindert eindringen. Das sind z.B. Bakterien, Viren, Pilze und da vor allem Schimmelpilze, die ständig durch die Luft fliegen. Diese finden im Nasenrachenraum und in den Nebenhöhlen ihr ideales feuchtes Milieu, werden mit dem Speichel hinuntergeschluckt und treten nun ihren Weg in die Bronchien und Lunge und/oder über den Magen in den Darm an.
Durch die zunehmende Säure im Darm siedeln sich Hefepilze an, die die Leber und die Nieren zusätzlich belasten, da sie Fuselalkohol produzieren. Der Körper vergiftet sich nun langsam selbst. Nach einer gewissen Zeit kommt es zu Funktionsstörungen der betreffenden Organe, später zu einer Organschädigung. Bleibt dies jedoch unerkannt, kommt es zu Schäden an der Wirbelsäule, da über die Wirbelsäule die einzelnen Organe nervlich versorgt werden. Außerdem fallen jede Menge Schlackenstoffe an, die zunächst im Bindegewebe, in der Leber, in den Nieren, im Darm, aber auch in den Gelenken abgelagert werden.

Die energetischen Wechsel-Beziehungen zwischen Zahn-Kiefergebiet und dem übrigen Organismus

Die Wechsel-Beziehungen der Odontone des Oberkiefers zum übrigen Organismus

Nomenklatur	von rechts nach links	SINNESORGANE	GELENKE	RÜCKENMARK-SEGMENTE	WIRBEL	ORGANE (Yin)	ORGANE (Yang)	ENDOKRINE DRÜSEN	SONSTIGES
28	+8	Innenohr	Schulter Ellbogen / Hand ulnar Fuß plantar Zehen u.KG*	C8 Th1 Th5 Th6 Th7 S1 S2 S3	H7 B1 B5 B6 S1 S2	Herz links	Jejunum Ileum links	Hypophysen-Vorderlappen	Z.N.S. Psyche
27	+7	Kieferhöhle	Kiefer / Knie vorn	Th11 Th12 L1	B11 B12 L1	Milz	Magen links	Nebenschilddrüse	Mammadrüse links
26	+6	Kieferhöhle	Kiefer / Knie vorn	Th11 Th12 L1	B11 B12 L1	Milz	Magen links	Schilddrüse	Mammadrüse links
25	+5	Siebbeinzellen	Schulter Ellbogen / Hand radial Fuß Großzehe	C5 C6 C7 Th2 Th3 Th4 L4 L5	H5 H6 H7 B3 B4 L4 L5	Lunge links	Dickdarm links	Thymus	
24	+4	Siebbeinzellen	Schulter Ellbogen / Hand radial Fuß Großzehe	C5 C6 C7 Th2 Th3 Th4 L4 L5	H5 H6 H7 B3 B4 L4 L5	Lunge links	Dickdarm links	Hypophysen-Hinterlappen	
23	+3	Auge	Hüfte / Knie hinten	Th8 Th9 Th10	B9 B10	Leber links	Gallengänge links		
22	+2	Stirnhöhle	Kreuzsteißbein / Fuß	L2 L3 S4 S5 Co	L2 L3 S3 S4 S5 Co	Niere links	Blase links urogenitales Gebiet	Epiphyse	
21	+1	Stirnhöhle	Knie hinten / Fuß	L2 L3 S3 S4 S5 Co	L2 L3 S3 S4 S5 Co	Niere links	Blase links urogenitales Gebiet	Epiphyse	
11	1+	Stirnhöhle	Knie hinten / Fuß	L3 L2 Co5 S5 S4 S3	L3 L2 Co5 S5 S4 S3	Niere rechts	Blase rechts urogenitales Gebiet	Epiphyse	
12	2+	Stirnhöhle	Kreuzsteißbein / Fuß	L3 L2 Co5 S5 S4	L3 L2 Co5 S5 S4	Niere rechts	Blase rechts urogenitales Gebiet	Epiphyse	
13	3+	Auge	Hüfte / Knie hinten	Th8 Th9 Th10	B9 B10	Leber rechts	Gallenblase		
14	4+	Siebbeinzellen	Schulter Ellbogen / Hand radial Fuß Großzehe	C7 C6 C5 Th4 Th3 Th2 L5 L4	H7 H6 H5 B4 B3 L5 L4	Lunge rechts	Dickdarm rechts	Hypophysen-Hinterlappen	
15	5+	Siebbeinzellen	Schulter Ellbogen / Hand radial Fuß Großzehe	C7 C6 C5 Th4 Th3 Th2 L5 L4	H7 H6 H5 B4 B3 L5 L4	Lunge rechts	Dickdarm rechts	Thymus	
16	6+	Kieferhöhle	Kiefer / Knie vorn	Th12 Th11 L1	B12 B11 L1	Pancreas	Magen rechts	Schilddrüse	Mammadrüse rechts
17	7+	Kieferhöhle	Kiefer / Knie vorn	Th12 Th11 L1	B12 B11 L1	Pancreas	Magen rechts	Nebenschilddrüse	Mammadrüse rechts
18	8+	Innenohr	Schulter Ellbogen / Hand ulnar Fuß plantar Zehen u.KG*	Th1 C3 Th7 Th6 Th5 S3 S2 S1	B1 H7 B6 B5 S2 S1	Herz rechts	Duodenum	Hypophysen-Vorderlappen	Zentrales Nervensystem Psyche

Die Wechsel-Beziehungen der Odontone des Unterkiefers zum übrigen Organismus

von rechts nach links	-8	-7	-6	-5	-4	-3	-2	-1	1-	2-	3-	4-	5-	6-	7-	8-
Nomenklatur für die Unterkieferzähne:	38	37	36	35	34	33	32	31	41	42	43	44	45	46	47	48
SONSTIGES	Energie-haushalt															Energie-haushalt
ENDOKRINE DRÜSEN GEFÄSSE	periph. Nerven	Arterien	Venen	Lymph-gefässe	Keimdrüse (Mammadrüse links)							Keimdrüse	Lymph-gefässe (Mammadrüse rechts)	Arterien Venen	Arterien / Venen	periphere Nerven
ORGANE Yang	Jejunum Ileum links	Dickdarm links	Dickdarm links	Magen links		Gallengänge links	Nebenniere	Blase links urogenitales Gebiet	Blase rechts urogenitales Gebiet	Nebenniere	Gallenblase	Magen rechts Pylorus	Magen rechts Pylorus	Dickdarm rechts Ileocoecales Gebiet	Dickdarm rechts Ileocoecales Gebiet	Ileum rechts Ileocoecales Gebiet
ORGANE Yin	Herz links	Lunge links	Lunge links	Milz		Leber links		Niere links	Niere rechts		Leber rechts	Pancreas		Lunge rechts	Lunge rechts	Herz rechts
WIRBEL	H7 B1 / B5 B6 / S1 S2		H5 H6 H7 / B3 B4 / L4 L5	B11 B12 / L1		B9 B10	L2 L3 / S3 S4 S5 Co	L2 L3 / S3 S4 S5 Co	L3 L2 / Co S5 S4 S3		B9 B10	B12 B11 / L1	B12 B11 L1	H7 H6 H5 / B4 B3 / L5 L4		B1 H7 / B6 B5 / S2 S1
RÜCKENMARK-SEGMENTE	C8 / Th1 Th5 / Th4 Th7 / S1 S2 S3 J		C5 C6 C7 / Th2 Th3 Th4 / L4 L5	Th11 Th12 / L1		Th8 Th9 Th10	L2 L3 / S4 S5 Co	L2 L3 / S4 S5 Co	L3 L2 / Co S5 S4		Th8 Th9 Th10	Th12 Th11 / L1	Th12 Th11 L1	C7 C6 C5 / Th4 Th3 Th2 / L5 L4		Th1 C8 / Th7 Th6 Th5 / S3 S2 S1
GELENKE	Schulter – Ellbogen Hand unter Fuß plantar Zehen u. KD		Hand radial Fuß Großzehe	Knie vorn	Kiefer	Hüfte	Knie hinten	Kreuzsteißbein	Kreuzsteißbein Fuß	Kreuzsteißbein Fuß	Hüfte	Knie vorn	Kiefer	Hand radial Fuß Großzehe		Schulter – Ellbogen Hand ulnar Fuß plantar Zehen u. KD'
SINNESORGANE	Ohr		Siebbeinzellen	Kieferhöhle	Kieferhöhle	Auge	Stirnhöhle	Stirnhöhle	Stirnhöhle	Auge	Auge	Kieferhöhle	Kieferhöhle	Siebbeinzellen	Siebbeinzellen	Ohr

Im Schema bedeuten:
C5–Th1 = Plexus brachialis
Th1–Th4 = obere Intercostalnerven
Th5–Th7 = mittlere Intercostalnerven
? KD = Kreuz-Darmbeingelenk
Th8–Th10 = untere Intercostalnerven
Th11–Th12 = unterste Intercostalnerven
Th12–L3 = Plexus lumbalis
L4–S3 = Plexus sacralis = Plexus ischiadicus
S4–S5 = Plexus pudendus
S5–Co = Plexus coccygeus

MEDIZIN

Experten-Forum in Berlin warnt vor zunehmenden Pilzerkrankungen. Jeder vierte Deutsche ist bereits davon betroffen

Jede Stunde stirbt ein Patient an einer Pilzinfektion

Von LARS-BRODER KEIL, Berlin

Pilzbefall ist eine in Deutschland unterschätzte Infektionskrankheit, warnte Hans-Jürgen Tietz, Leiter der Abteilung Mykologie an der Charité in Berlin, diese Woche auf einem Experten-Forum in der Hauptstadt. Jeder vierte sei an einem Hautpilz erkrankt. Ein Viertel aller Frauen leide an Pilzinfektionen im Unterleibsbereich, in der Schwangerschaft sogar jede zweite.

Pilze lieben feuchte Wärme, verbreiten sich auf der Haut und nisten sich in Schleimhäuten ein. Zu den Risikogruppen gehören alle, die im feuchten Mi-

lieu arbeiten, zum Beispiel in Schwimmhallen. Aber auch häufige Fußverletzungen bei Sportlern oder zu enge Schuhe führen zu einer Schädigung der Haut und Nägel, auf denen sich Pilze leichter ausbreiten können.

Falsche Ernährung begünstigt ebenfalls Pilzinfektionen, zum Beispiel der häufige Verzehr von Süßigkeiten, der für die Zunahme von Hefepilzen im Genitalbereich verantwortlich ist. Pilze nutzen Zucker als Nahrung. „Da hilft nur der Zuckerentzug", erklärte Tietz. Ärzte haben daher eine spezielle Diät entwickelt. Durch den Verzehr unverdaulicher Ballaststoffe

Zunehmend durch Pilze gefährdet sind Patienten auf Intensivstationen, bei denen eine hohe Infektionsgefahr besteht. So wurde bei einer 66jährigen Patientin nach einer Herztransplantation zufällig auf der Lunge eine Stelle entdeckt, die die Ärzte für ein Krebsgeschwür hielten. Trotz Chemotherapie verstarb die Patientin. Erst der Pathologe analysierte einen Pilzbefall. Tietz: „Das ist kein Einzelfall. Jährlich erkranken in Deutschland 45 000 Menschen an organischem Pilzbefall. Etwa stündlich stirbt in Deutschland ein schwerkranker Patient – rund 9000 im Jahr – an den Folgen dieser Infektion."

Am häufigsten treten Pilzinfektionen an den Fuß- oder Fingernägeln auf. Bei 40 000 Patienten der Universitätsklinik Kiel zum Beispiel wurde bei sechs Prozent der Untersuchten Pilzbefall festgestellt. Ungefähr 12 bis 15 Prozent der Bevölkerung leiden unter einer Mykose der Nägel. Typisch dafür ist eine gelbliche Verfärbung des Nagels, die sich später verdickt und bröckelt.

Die örtliche Behandlung mit Salben oder Pflasterverbänden ist durchschnittlich bei 50 Prozent der Patienten erfolgreich, allerdings wird ein Drittel davon rückfällig. Der Pilz sitzt unter der Nagelplatte und ist nur

werden die hartnäckigen Pilznester im Darm mechanisch entfernt.

Gefährlich wird es, wenn innere Organe von Schimmel- und Hefepilzen befallen werden. Neben Durchfall und Gliederschmerzen können auch asthmatische Anfälle oder Herzmuskelschädigungen auftreten. Manche Ärzte behandeln die vermeintliche Bakterienerkrankung mit Antibiotika, was dazu führt, daß die natürlichen Konkurrenten des Pilzes – die Bakterien – im Darm zerstört werden und der Pilz sich ausbreitet. „Dringen die Sporen unbemerkt ins Gehirn, gibt es kaum eine Rettung", sagte Tietz.

schwer von außen zu behandeln. Auch die Methode, den Nagel vorher zu entfernen, hat sich nicht bewährt.

Bessere Chancen sehen die Ärzte in speziellen, medizinischen Nagellacken, die dünn auf die erkrankten Nägel aufgetragen werden und mit einer Therapie aus Tabletten und Lack kombiniert werden. Der Lack ist farb- und geruchslos und versiegelt die befallenen Nägel. „Frauen brauchen während der Behandlung nicht auf kosmetische Farblacke zu verzichten", erklärt Ingo Hansen, Vorsitzender des Zentralverbandes der Medizinischen Fußpfleger Deutschlands.

18

Solange die Ausscheidungsorgane, Nieren, Darm, Lunge, Haut einwandfrei funktionieren wird der Körper auch damit noch fertig. Sollte dies jedoch nicht mehr der Fall sein, bleibt dem Körper nichts anderes übrig, als die Gifte und Schlackenstoffe so weit wie möglich unschädlich zu machen, indem er Geschwüre produziert und die Gifte und Schlackenstoffe dorthin befördert.

An jedem Organ können Störfelder, oder Blockaden entstehen durch das Eindringen von Bakterien, Pilzen, Viren oder Parasiten. Die Folge ist zunächst immer eine Funktionsstörung. Erst wenn diese lange genug besteht, kommt es zu einer Organschädigung mit Zelluntergang.
Erst dann kann über Gewebsproben bzw. Computertomographie und andere aufwendige Verfahren ein Defekt festgestellt werden. Über den Haaranalysen-Resonanztest kann jedoch mittels eines kleinen Haarbüschels bereits eine Funktionsstörung, die kleinste Infektion von Bakterien, Pilzen, Viren oder Parasiten nachgewiesen werden.

Arzneimittelblockaden

Eines der stärksten Blockaden sind Arzneimittel, wie Schmerzmittel, Antibiotika, Cortisonpräparate. Diese entstandenen Therapieschäden müssen beseitigt werden, bevor andere Präparate, z.B. homöopathischer Art Wirkung zeigen können.
Die eleganteste Art diese Therapieschäden zu beseitigen ist nach dem isopathischen bzw. isotherpeutischen, oder dem homöotherapeutischen Prinzip, indem ein das zum Therapieschaden geführtes Arneimittel nun in einer höheren Verdünnung eingesetzt wird.
Ob ein isopathisches, bzw. isotherpeutisches Medikament nach dem Gleichheitsprinzip, oder ein homöopathisches nach dem Ähnlichkeitsprinzip zur Anwendung kommt, sollte von Fall zu Fall entschieden werden.

Schwermetallwirkung und Folgen von Überdosierung

Amalgam
Amalgam besteht aus Spänen aus verschiedenen Metallen, die mit flüssigem Quecksilber zu einer plastischen Masse verrührt wird. Diese Masse wird dann in das präparierte „Loch" Ihres Zahnes eingebracht.
Quecksilber ist bei Zimmertemperatur flüssig, kann also leicht verdampfen, was besonders wichtig ist bei der Entfernung des Amalgams aus den Zähnen. Anorganisches Quecksilber wird besonders in der Niere abgelagert. Spuren des toxischen Quecksilbers werden im Mundraum und im Darm durch den Kontakt mit

Bakterien in organische Quecksilberverbindungen umgewandelt, die sich infolge ihrer Fettlöslichkeit in bestimmten Geweben anreichern, wie z.B. der Leber, dem Kieferknochen, im Knochengewebe allgemein, im Drüsengewebe (zu 10 bis 20 %). Die Halbwertzeit (Zeit bis dies zur Hälfte abgebaut ist) sind 20 bis 70 Tage.

Dagegen wird der Quecksilberdampf zu 80 % resorbiert und über die Schleimhäute des Nasen-Rachen-Raumes ins Gehirn transportiert und dort in der Hirnanhangsdrüse, in der Hirngrundsubstanz und in den Nervenzellen eingelagert. Dort beträgt die Halbwertzeit wegen der guten Fettlöslichkeit 18 Jahre.

Diese organischen Quecksilberverbindungen sind viel giftiger als anorganische Quecksilberverbindungen und können nur schwer ausgeschieden werden.

Die chronische Quecksilbervergiftung zeigt sich klinisch unspezifisch, d.h. verschiedene Symptome können auftreten, wie: chronische Müdigkeit, Mattigkeit, Kopfschmerzen, Gelenkschmerzen, Schleimhautentzündungen (z.B. im Darm, oder Mund), Durchfall, Angstzustände, Depressionen, Schlaflosigkeit, Gedächtnisschwäche, emotionelle Störungen, Störungen des zentralen Nervensystems (Gehör, Sehen, Sprache, Koordination), Mißempfindungen, Gewichtsverlust, Nierenstörungen usw.

Organisches Quecksilber zerstört Enzyme und vermindert somit lebenswichtige Stoffwechselprozesse für die Organzellen.

Amalgam macht außer Störungen im Gehirn auch Funktionsstörungen und Blockaden im gesamten Wirbelsäulenbereich.

Die Amalgam-Entfernung

Sollte ausschließlich mit spezieller Quecksilbermaske und wenn möglich Sauerstoffzufuhr, mit Spezialabsauger erfolgen. Begleitend dazu werden spezielle Präparate gegeben. Alle Füllungen sollten in einer Sitzung entfernt werden, wenn die speziellen Maßnahmen eingehalten werden können. Falls die Schutzmaßnahmen nicht vorhanden sind, dürfen die Amalgam-Füllungen nur einzeln und in größeren Intervallen entfernt werden, um eine Überbelastung des Organismus zu vermeiden.

Die Schwermetallausleitung

Je nach Beschwerdebild des Patienten richtet sich das Ausleitungsprogramm. Bei chronischen Erkrankungen können direkt nach der Entfernung intravenös 5ml DMPS + ein konservierungsfreies Anästhetikum gegeben werden.

Das Ausleitungsprotokoll läuft zwischen 6 Monaten und Jahren, je nach Beschwerdebild.

Die Reaktivierung von Enzymsystemen ist eine wichtige Voraussetzung der Schwermetallentgiftung. Reaktivierung und Entgiftung aller Ausscheidungsorgane wie Nieren, Darm, Lunge, Haut aber besonders der Leber.

Meine Schwermetallausleitung enthält im allgemeinen 6 verschiedene Einzelmittel (Karbo veg., Hepar sulf, Kalium sod., Acid.nitr., Natr.sulf., Lachesis jeweils D 6) einem Organpräparat für die Leber und die Nieren und einem hom. Präparat, das es ermöglicht bereits vererbte Belastungen auszuscheiden. Begleitet werden diese Maßnahmen durch Nierenreinigung und Leberreinigung nach Clark, Darmspülungen, einer Darmsanierung, Aufbau der Darmschleimhaut und der Darmflora, Spirulina-Algen, Meeresalgen oder Chlorella-Algen, Mumijo, Vitamin C und Aminosäuren.

Kadmium

Kadmium als Störfeld im Zahnbereich sind alte Zahnfüllungen oder Prothesenkunststoff.

Weitere Ursachen sind vor allem das Rauchen – auch Passivrauchen – (Kinder) Kadmium ist eines der häufigsten in der Luft und im Boden anzutreffendes Schwermetall. Es wird verursacht durch Auto- und Industrieabgase in der Eisen-, Stahlverarbeitung und der Kohle-, Öl- und Batterieindustrie, der Farbenherstellung, durch Müllverbrennungsanlagen oder galvanisierte Rohre. Phosphatdünger sind oft mit Kadmium verunreinigt.

Kadmium ist plazentagängig und wird von ungeborenen Kindern aufgenommen! (Raucherinnen)

Die Folgen einer Vergiftung sind Adernverkalkung (Ablagerung in den Gefäßen), Bluthochdruck, Nierenschädigung, Nierenerkrankungen, Emphysem, Hyper-aktivität bei Kindern.

Die Folgen von zu hohen Kadmiumwerten sind erhöhte Blutsenkung, schlechte Haemoglobinwerte, Blutarmut, Bluthochdruck, Nierenfunktionsstörungen, Aminosäuren- Zink- und Kalziummangel, Nebennierenfunktionsstörungen, Gelenkschmerzen, Appetitlosigkeit, Gewichtsverlust, u.a.

Ist die Ursache Zahnfüllungen, so ist eine Zahnsanierung erforderlich. Das Entgiftungsprogramm wird individuell ausgetestet und richtet sich nach dem Beschwerdebild und der Person.

Palladium

Palladium ist ein unedles Platinmetall der Platinleichtmetalle.

Es findet Verwendung als Zahnfüllungen und Zahnersatzmaterial. Durch Amalgam wird Palladium 100fach stärker im Kiefer eingelagert. Da es zur Herstellung von Autokatalysatoren verwendet wird, wird es durch diese verstärkt in die Luft geblasen und gelangt so in die Nahrungskette.

Eingeatmetes oder über den Magen-/Darmtrakt aufgenommenes Palladium können Depots im Gehirn bilden, was zu schweren Hirnschädigung und Störungen führen kann. Ferner wird es in der Leber, den Nieren, der Milz, der Lunge und in den Gelenken und Knochen gespeichert.

Krankheitssymptome von Palladium sind Allergien, Kreuzallergien, Unverträglichkeit des Konservierungsstoffs PHB-Ester, Schleimhautreaktionen, Nebenhöhlen-, Kieferentzündungen, Schwindel, Gedächtnisstörungen, Schlafstörungen, Zittern, Neuralgien, Muskelschmerzen, Asthma, Augenhintergrundschmerzen, Verdauungsprobleme, Übelkeit, Erbrechen,

Die erforderlichen Maßnahmen sind eine Zahnsanierung und entsprechende Ausleitungsverfahren, die bei jedem Patienten getestet werden.

Platin
Platin ist ein Edelmetall der schweren Platinoide.
Es wird verwandt zur Schmuckherstellung und als Bestandteil von Zahnlegierungen. Sogenannte Hochgoldlegierungen enthalten außer Gold meistens Platin, da Gold ein weiches Metall ist und einen starken Partner benötigt. Zytostatika (ein chem. Arzneimittel) enthält ebenfalls Platin.
Bei Unverträglichkeit sind die Symptome Allergien, Ekzeme, Asthma, Irritationen der Augen, Depressionen, Gedächtnis- und Konzentrationsstörungen, Gelenkschmerzen, Rheuma, Kopfschmerzen, Kieferentzündung, Magen-/Darmstörungen, Schwindel, Schlafstörungen, Nierenschäden, Blutbildveränderungen.
Nach Zytostatikabehandlung sind die Beschwerden: Übelkeit, Erbrechen, Tinnitus (Ohrgeräusche), Gehörverlust, Neuropathien.
Je nach Stärke der Symptome sollte eine Zahnsanierung durchgeführt werden. Da aber mit der Hochgoldlegierung bereits eine Zahnsanierung erfolgt ist, ist meist guter Rat teuer. Die metallfreien Alternativen sind teilweise keine Garantie beschwerdefrei zu werden.
Darum rate ich zu dem Versuch der Elektrosmogreduzierung auf ein Minimum, z.B. durch den EVDAN-Regulator oder der Energiepyramide (wird später näher darauf eingegangen).
In einigen Fällen konnten die Unverträglichkeiten beseitigt werden und die Zahnsanierung konnte unterbleiben.
Die Erklärung dafür ist, daß die Verbindung Gold-Platin im Frequenzbereich des Handynetzes von D 1 und D 2 liegt und mit Reduzierung dieser Frequenzen auf ein Minimum das Zahnmetall wieder verträglich wird. Da aber diese Frequenzen immer mehr zunehmen, muß teilweise nachgebessert werden, d.h. es werden u.U. verschiedene Maßnahmen erforderlich.

Titan
Titan wird als Zahnwerkstoff meist als Implantat verwendet.

Bei Unverträglichkeit kann es zu Übelkeit, Kopfdruck, hormonellen Störungen an Schilddrüse, Nebennieren und Keimdüsen, venöse Stauungen mit Wadenkrämpfen, Brennen im Magen-Darm-Kanal, Schädigung der Schleimhäute im Magen-Darm-Kanal, im Urogenitalgebiet und in den Gelenken führen.

Nickel

Nickel ist u.a. ein Zahnwerkstoff. Die häufigste Verwendung ist jedoch als Schmuck, Brillengestelle, Reißverschlüsse, aber auch in Deodorants, in Keramik, im Pflanzenschutz und als Elektroden findet Nickel Verwendung, bei Kohle- und Erdölverarbeitung, bei Elektro- und Maschinen-Industrie. Weitere Nickelquellen sind Batterien und Farbstoffe. Auch verschiedene Lebensmittel wie schwarzer Tee, Kaffee, verschiedene Gemüse und Konservennahrung (vor allem, wenn man diese geöffnet in der Konservendose läßt) einen hohen Nickelgehalt aufweisen.

Nickelallergien sind nicht selten, sind aber häufig Kreuzallergien mit dem Konservierungsstoff PHB-Ester.

Chrom

Chrom ist ein Spurenelement und wirkt als Aktivator von Insulin auf Kohlenhydrat- und Fettstoffwechsel. Bei Mangelerscheinungen kommt es zu erhöhten Blutzuckerwerten, darum sollten Zuckerkranke evtl. Chrom als Nahrungsergänzung zu sich nehmen.

Chrom macht Unverträglichkeiten und Kreuzallergien mit dem Konservierungsstoff PHB-Ester.

Bei Unverträglichkeit verursacht es Nierenerkrankungen, Geschmacksveränderungen, Rechtsherzstörungen, Entzündungen, krebserregende Prozesse in Mund-Rachen-Nase, Schleimhauterkrankungen, Schwäche, Schwindel, Schmerzen an den Fußsohlen, Waden und Großzehenballen, Schiefhals, Myogelosen im Schulter-Nacken-Gebiet, Leberschäden, Abbau von roten Blutzellen.

Gallium

Gallium, als Zahnwerkstoff verursacht Ohrensausen, Gehörsturz, Mißempfindungen, Depressionen, Atemnot, Müdigkeit und die Sauerstoffaufnahme der roten Blutkörperchen wird gestört.

Beryllium

Beryllium wird verwandt bei der Telekommunikation, der Computerindustrie, als Zahnlegierungen, in Leuchtstoffröhren.

Beryllium lagert sich in der Leber und Nieren ab. Es ist 4.000 mal giftiger als Arsen.

Blei

Bleibelastung hat seine Hauptursache in Autoabgasen, Farbpigmenten, Keramik, Bleiglas-Verarbeitung, Röntgentechnik, Kohlekraftwerke, Hüttenbetriebe, Klärschlamm, Obst, Gemüse, Getreide bei Anbau in der Nähe von vielbefahrenen Straßen und Rauchen (auch passiv).

Die Symptome sind Kopf- und Gliederschmerzen, Blutarmut, Schwindel, Nervosität, Depressionen, Konzentrations- und Gedächtnisstörungen, Schlafstörungen, Unruhe, Lähmungen, Müdigkeit, Angstzustände, Übelkeit, Appetitlosigkeit, Abwehrschwäche, Magen-Darm-Störungen, Verhaltensstörungen, Multiple Sklerose und andere neuromuskuläre Erkrankungen.

Bei Kindern zeigen sich außerdem Lernschwierigkeiten, Wachstumsstörungen, Teilnahmslosigkeit, Wutanfälle, Alpträume, Hyperaktivität, Gedächtnisstörungen.

Aluminium

Aluminium ist ein Spurenelement und ist in geringen Mengen im menschlichen Körper vorhanden, hauptsächlich in der Lunge.

Ein Aluminiummangel ist sehr selten. Zu hohe Aluminiumwerte werden verursacht durch Alu-Kochgeschirr, Alufolie, Backpulver mit Aluminiumsulfat, Deodorants, Antazida (Arzneimittel gegen zu hohe Magensäure), Kinderpflegemittel, Aluminiumsalze in Fertignahrungsmitteln, Schmelzkäse, Limonaden. Die Ursache sind meist Darmausscheidungsprobleme und Störungen des Kalzium-Magnesium-Phosphor-Stoffwechsels. Die Folgen sind Krämpfe, Verdauungsstörungen, Hyperaktivität, Morbus Alzheimer.

Arsen

Arsen kommt in Tabakrauch und Pflanzenschutzmitteln vor.

Vergiftungssymptome bei chronischem Verlauf sind dunkelgraue Hautverfärbung, Leber- und Nierenerkrankungen, Hirnveränderungen, Haarausfall, Erschöpfung, geistige Verwirrung, Akne, Hautkrebs, bei Kindern reduzierte Lese- und Schreibfähigkeit.

Im akuten Verlauf zeigen sich Erbrechen, Durchfälle, Nierenversagen, Schock, Koma, Tod.

Im Akutfall Notarzt verständigen !

Kobalt

Kobalt ist zunächst ein Spurenelement und Bestandteil des Vitamins B12.

Ein Mangel kann entstehen durch rein pflanzliche Ernährung. Ein stark erhöhter Bedarf besteht bei Parasitenbefall, macht sich aber erst nach 1-2 Jahren bemerkbar, da die Leber große Mengen von Kobalt speichern kann.

Eine Überdosierung und Belastung kommt u.a. bei Verwendung von Kobalt als Zahnwerkstoff zustande. Es ist auch in blauen und grünen Pflegeprodukten enthalten, verursacht Kontaktallergien und schädigt die Leber und die Nieren.

Molybdän
Molybdän ist ein wenig bekanntes, aber lebensnotweniges Spurenelement.
Es wird benötigt für den Harnsäurestoffwechsel. Bei Störungen der Eiweißverdauung und einem erhöhten Harnsäurespiegel, sollte auf Molybdän geachtet werden.
Molybdän als Zahnwerkstoff verursacht eine ständige Überdosierung und in Folge Kopf- und Gliederschmerzen, Blutarmut, Verdauungsprobleme.

Kupfer
Kupfer ist ein Spurenelement, ist Bestandteil von Enzymen und wichtig für Wachstum und Fortpflanzung.
Hauptursache für erhöhte Kupferwerte sind Zahnlegierungen, bei Frauen Kupferspiralen zur Empfängnisverhütung, Bildschirmarbeit und Wasserleitungen aus Kupferrohren, wenn das Wasser relativ sauer ist.
Kupferüberlastungen sind verantwortlich für allergische Reaktionen. Hohe Kupferwerte beeinträchtigen die Leberentgiftung und den Hormonstoffwechsel, die Bildung roter Blutkörperchen, Schädigung der weißen Blutkörperchen, so daß das Pilzwachstum nicht mehr gestoppt werden und Schadstoffe nicht mehr ausgeschieden werden können. Es beeinträchtigt Heilungsprozesse, den Eisen- und Zinkstoffwechsel, den Knochenbau und die Zellbildung.

Zink
Zink ist ein Spurenelement und unentbehrlich für das Immunsystem, die Tätigkeit der lymphatischen Organe, der Thymus-Funktion, für alle Hormon- und Enzymsysteme, für die Stimulation von Magensäure, für die Eiweißverwertung und die Insulinbildung.
Eine Überdosierung verursacht durch Wasserleitungen aus Zink (die Hauptwasserleitungsrohre sind meist aus Zink), wenn das Wasser relativ sauer ist, oder Zahnmetall, verursacht Durchfall und Magen- und Darmprobleme.

Galvanisches Element
Entsprechend der Hofmeisterschen Ionenreihe fließen zwischen edlen und unedlen Metallen Ströme.
Zum Erregen einer Zelle benötigen wir eine Potentialdifferenz von 40 m V.
Zwischen Quecksilber und Gold fließt in der Mundhöhle über Speichel und Körperflüssigkeit ein Strom von 0,6 Volt. Von Titan zu Gold fließen 3,0 Volt.

Dieser Stromfluß bleibt für den Patienten unter der Empfindungsschwelle.

Stromfluß zwischen Metallen	beträgt
Aluminium und Quecksilber	2,46 Volt.
Quecksilber und Gold	0,62 Volt
Titan und Quecksilber	2,43 Volt
Eisen und Quecksilber	1,24 Volt
Eisen und Gold	1,86 Volt

Ein Strom fließt bereits
- von Füllungen zur Körperflüssigkeit
- von Füllungen gleichen Metalls unterschiedlicher Größe
- von Füllungen verschiedener Metalle
- von Füllungen über Metallgußprothesen

Die Lokalsymtome dieser Mundströme sind Metallgeschmack, Schilddrüsen-reaktionen, Zahnfleischentzündungen, Bläschenbildung. Neurologische Störungen sind Mattigkeit, Konzentrationsstörungen, Schlafstörungen, Mißempfindungen, Zittern, Depressionen.
Weitere Störungen können sein: Migräne, Kopfschmerzen, Allergien, Hormon-störungen, Unfruchtbarkeit und Haarausfall.

Zu erwähnen ist außerdem noch, daß die Zähne nicht nur als isoliertes Gebilde in der Mundhöhle zu betrachten sind. Da im Körper alles miteinander vernetzt ist, ist es also nicht verwunderlich, daß zu allen Organen von Seiten der Zähne aus Beziehungen bestehen und umgekehrt. Und so ist im Prinzip jede Zahnfüllung ein Implantat in das Grundsystem, in unser unspezifisches Immunsystem!

Die Wirbelsäule

Der Grundstein für Gesundheit ist ein gesunder Rücken.

Wenn unser Körper biologisch richtig funktionieren soll, muß der Rücken in Ordnung sein. Alle wichtigen Nervenbahnen gehen durch das Rückgrat. Alle Störungen dieser Nervenbahnen ziehen die Funktionen der Organe in Mitleidenschaft. Unsere Körperzellen reagieren darauf negativ und wir fühlen uns krank. Die eigentliche Ursachen sind Verschiebungen im Rückgrat.

Das Nervensystem ist das Leitungsnetz im komplizierten Computer unsers Körpers. Ein lebenswichtiges Bündel Nervenleitungen, die jede Zelle des Körpers mit Nervenimpulsen versorgt, geht vom Gehirn aus durch den Rückenmarkskanal. Dieser Weg ist voller kritischer Punkte. Durch Schultergürtelverdrehung, Beckenverschiebung oder lokale Einwirkung, wie z.B. durch einen Unfall, können die einzelnen Wirbel leicht in eine falsche Stellung geraten. Dabei werden Teile des Leitungsnetzes erhöhtem Druck ausgesetzt und die Nervenleitungen zu den Körperorganen behindert. Die Folge ist das Körperorgan verliert stark an Abwehrbereitschaft gegen Krankheiten, d.h. Bakterien, Pilze, Viren, Parasiten können ungehindert eindringen. Die physische und psychische Leistungskraft nimmt rapide ab, ohne daß man sich der eigentlichen Ursache bewußt wird. Wird diese Fehlstellung nicht beizeiten behoben, entwickeln sich chronische Beschwerden.

Rückenleiden kosten im Jahr 34 Milliarden

Schaden für Volkswirtschaft immens

Baden-Baden (AP/dpa) - Rückenschmerzen lassen nicht nur die Betroffenen aufschreien. Nach einer Kostenstudie des Berufsverband Süddeutscher Orthopäden leidet auch die Volkswirtschaft. Zwischen 33,2 und 34,5 Milliarden Mark Kosten verursachten jährlich die Rückenleiden, erklärte Prof. Wolfgang Pförringer. Nahezu drei Viertel der Deutschen litten einmal im Jahr an Rückenschmerzen.

Die Untersuchung zeigt Pförringer zufolge, daß lediglich ein Prozent der Kosten von Medikamenten verursacht werden. „70 Prozent sind Kosten aufgrund von Arbeitsunfähigkeit", erläuterte der Mediziner. Der Einsatz von Arzneimitteln dürfe nicht gebremst werden. „Das wäre wie Öl beim Auto sparen, bis der ganze Motor kaputt ist.". Aus diesem Grund sei es notwendig, frühzeitig mit muskelentspannenden Mitteln der „Volkskrankheit Nummer eins" zu Leibe zu rücken. **Fortsetzung Seite 2**

Aus den quer liegenden Löchern der Wirbel treten Nervenbündel ein und aus. Bei Fehlstellungen der Wirbel können Quetschungen oder Reizungen der Nerven verursacht werden, die zu Beeinträchtigungen von Körperbezirken, Organen und Funktionsstörungen führen. Nerven können plötzlich eingeklemmt werden, heftige Schmerzen verursachen, wie z.B. Hexenschuß oder Ischias. Durch langandauernde einseitige Tätigkeiten, ermüden die Nerven und es kann zu einer Schmerzunempfindlichkeit bzw. Taubheit kommen.
Skelettverschiebungen werden schon durch die Körperhaltung offenbar. Haltungsschäden bringen Druck auf jedes Organ, das dadurch unterversorgt wird.

Die Auswirkungen von Wirbelfehlstellungen von oben nach unten sind:

Halswirbel C1:
beeinflußt die Blutzufuhr zum Gehirn, Innen- und Mittelohr, Hirnanhangsdrüse und verursacht Kopfschmerzen, Bluthochdruck, Migräne, Gedächtnisschwund, chronische Müdigkeit, Schwindel, halbseitige Lähmung durch ungleichmäßige Durchblutung der Gehirnhälften.

Halswirbel C2:
beeinflußt Augen, Gehörnerven, Nebenhöhlen, Zunge und verursacht Nebenhöhlenbeschwerden, Allergien, Augenleiden, Taubheit, Ohrenschmerzen

Halswirbel C3:
beeinflußt Außenohr, Zähne, Trigeminusnerv und verursacht Gesichts-Nerven-Schmerzen, Pickel, Akne, Ohrengeräusche, Zahnschmerzen, schlechte Zähne, Karies, Zahnbluten, Neuralgien

Halswirbel C4:
beeinflußt Nase, Lippen, Mund und verursacht Schwerhörigkeit, Heuschnupfen, Dauerschnupfen, Gehörverlust, aufgeplatzte Lippen, verkrampfte Lippenmuskeln, Polypen, Katarrh.

Halswirbel C5:
beeinflußt Stimmbänder, Schlund, und verursacht Heiserkeit, Halsschmerzen, chronische Erkältung, Kehlkopf-Entzündung.

Halswirbel C6:
beeinflußt Nacken, Schultern, Mandeln und verursacht Mandelentzündung, Krupp, steifes Genick, Oberarmschmerzen, Keuchhusten, Kropf

Halswirbel C7:
beeinflußt Schilddrüse, Schultergelenke, Ellbogen und verursacht Schilddrüsen-
erkrankungen, Erkältungen, Schleimbeutelentzündungen in der Schulter

Brustwirbel TH1:
beeinflußt Unterarme, Hände, Finger, Speise- und Luftröhre und verursacht
Atembeschwerden, Husten, Schmerzen im Unterarm und Hand,
Sehnenscheidenentzündungen im Unterarm, Tennisarm, pelziges Gefühl in den
Fingern.

Brustwirbel TH 2:
beeinflußt Herz, Herzklappen und Kranzgefäße und verursacht Herzbeschwerden,
Rhythmusstörungen, Ängste, Brustschmerzen.

Brustwirbel TH 3:
beeinflußt Lunge, Bronchien, Brustkorb und verursacht Bronchitis, Grippe,
Rippenfellentzündung, Lungenentzündung, Störungen im Brustbereich, Brustkrebs
(verbunden mit L 2 und L 3 – Störungen) Asthma

Brustwirbel TH 4:
beeinflußt Gallenblase und verursacht Gallenleiden, Gallensteine, Gelbsucht,
seitliche Kopfschmerzen (vom Gallenmeridian)

Brustwirbel TH 5:
beeinflußt Leber, Solar Plexus, Blut und verursacht Leberstörungen, niedriger
Blutdruck, Blutarmut, bei MS (immer Fehlstellung), Gürtelrose,
Kreislaufschwäche, Arthritis

Brustwirbel TH 6:
beeinflußt Magen und verursacht Magenbeschwerden, Verdauungsstörungen,
Sodbrennen, Gastritis

Brustwirbel TH 7:
beeinflußt Bauchspeicheldrüse, Zwölffingerdarm und verursacht Diabetes,
Magengeschwür, Schluckauf, Störungen über längere Zeit: Vitalmangel,
Schwächegefühl

Brustwirbel TH 8:
beeinflußt Milz, Zwerchfell und verursacht Milzprobleme, Abwehrschwäche

Brustwirbel TH 9:
beeinflußt Nebennieren und verursacht Allergien, Ekzeme

Brustwirbel TH 10:
beeinflußt Nieren und verursacht Nierenbeschwerden (Wasser kann nicht ausgeschieden werden), Arterienverkalkung, chronische Müdigkeit

Brustwirbel TH 11:
beeinflußt Harnwege und verursacht Hauterkrankungen wie Akne, Pickel, Ekzeme, Furunkel, rauhe Haut, Schuppenflechte

Brustwirbel TH 12:
beeinflußt Dünndarm, Eileiter, Lymphsystem und verursacht Blähungen, Rheuma, Wachstumsstörungen, Unfruchtbarkeit.

Lendenwirbel L1:
beeinflußt Dickdarm, Leisten und verursacht Dickdarmstörungen, Darmblutungen, Verstopfungen, Durchfall, Darmträgheit (durch eingeklemmte Nerven)

Lendenwirbel L2:
beeinflußt Blinddarm, Leib, Oberschenkel und verursacht Blinddarmprobleme, Krämpfe im Bauch, Übersäuerung, Krampfadern

Lendenwirbel L3:
beeinflußt Eierstöcke, Hoden, Gebärmutter, Blase, Knie und verursacht Schwangerschaftsstörungen, Menstruationsbeschwerden, Wechseljahrsprobleme, Blasenleiden, Knieschmerzen (häufig mit der Blase zusammen), Impotenz, Bettnässen

Lendenwirbel L4:
beeinflußt Prostata, Ischiasnerv und verursacht Ischias, Hexenschuß, Prostatastörungen, schmerzhaftes und zu häufiges Harnlassen (wichtig: die schmerzhafte Muskulatur mit Öl weich massieren)

Lendenwirbel L5:
beeinflußt Unterschenkel, Knöchel, Füsse, Zehen und verursacht Durchblutungsstörungen der Unterschenkel und der Füsse, kalte Füsse und Beine, Wadenkrämpfe

Kreuzbein:
beeinflußt Hüftgelenke, Gesäß und verursacht Beschwerden im Bereich des Kreuz-Darmbein-Gelenks und des Beckengebiets

Steißbein:
beeinflußt Mastdarm, After und verursacht Hämorrhoiden, Afterjucken, Schmerzen bei Sitzen

Kreuzdarmbeingelenk:
beeinflußt die gesamte Wirbelsäule und verursacht psychische Beschwerden

Menschen mit langandauernden Wirbelsäulen- und Gelenkproblemen, hören häufig von ihrem Arzt, das sei „Abnützung" und man könne nichts dagegen tun.

Meiner Meinung nach nützen sich Maschinen ab, Lebewesen können sich regenerieren, so lange sie leben. Wir unterliegen mit allen Organen, Geweben, Knochen und Gelenken einem dauernden Auf- und Abbauprozeß und sind deshalb in der Lage uns bis ins hohe Alter immer wieder neuen Lebenssituationen und Belastungen anzupassen.

Die Grundvoraussetzung einer geraden Wirbelsäule sind gleich lange Beine.
Und da beginnt das Grundübel – ungleich lange Beine. Das Rückgrat muß diese Unballance auf Kosten der Körpersymmetrie kompensieren. Steht der Betroffene auf zwei Meßwaagen, so zeigen diese ungleiche Werte an. Auch wenn die Differenz nur wenige Millimeter beträgt, kommt es zu erheblichen Gewichtsverlagerungen. Etwa 90 % aller Menschen haben unterschiedlich lange Beine. Die Ursache ist meist eine bereits in der Kindheit erworbene Hüftbeinverschiebung, die Kopfschmerzen, Migräne, unnormale Müdigkeit, Schwindel, Ohrensausen, Impotenz, Schulter-, Arm-, Hüft- und Kniebeschwerden, Hexenschuß, Ischialgie und Bandscheibenbeschwerden nach sich ziehen.

Am Fuß spiegelt sich die Wirbelsäule als Reflexe. Fehlstellungen der Wirbel lassen sich auch über die Schmerzpunkte der Fußreflexzonen finden.
Viele Störungen entstehen durch einseitige Belastungen. Linkshänder sind meist weniger belastet, während bei Rechtshändern die Muskulatur auf der linken Seite häufig schwächer ist.
Wenn die Blase oder die Nieren nicht richtig arbeiten, liegt das in vielen Fällen an der Wirbelsäule. Die Folgen sind Ansammlung von Harnsalzen oder Wasser.

Das Bettnässen bei Kindern ist selten psychisch bedingt, sondern ist meistens eine Störung des 3. Lendenwirbels. Wenn die Nerven dieses Wirbels abgedrückt werden, kommt es zu Blasenschwäche. Die Kinder können nichts dafür.

Wenn einzelne Wirbel über Jahre eingeklemmt sind, führt dies zu Versorgungsstörungen für die zuständigen Organe, zu schlechter Durchblutung und anhaltender Nervenstörung. Dies ist eine Basis auf der sich auch Krebs entwickeln kann.

Immer häufiger werden von den Orthopäden Osteoporosen (Entkalkung der Knochen) festgestellt. Die Masseure dürfen dann nicht an der Wirbelsäule arbeiten. Dies ist eine Vorsichtsmaßnahme, damit nichts bricht.
Der Grund für diese bedingten Schmerzen und Bewegungseinschränkungen sind jedoch meist energetische Blockaden und Stoffwechselablagerungen.
Durch intensive Entgiftungsmaßnahmen, Nieren- und Leberreinigung lassen sich diese Schmerzen in vielen Fällen in kurzer Zeit beheben oder stark reduzieren.

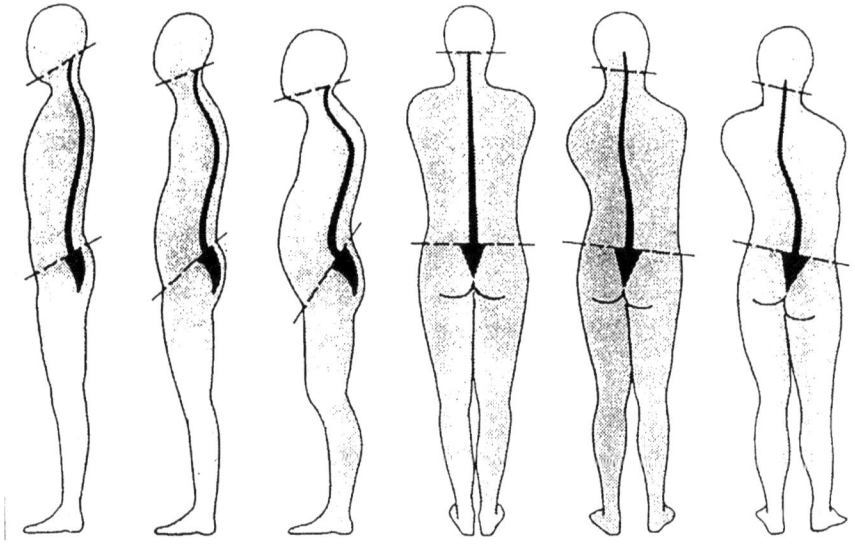

Das Zwerchfell wird eingeklemmt, die Lungen können nicht richtig durchatmen, die Sauerstoffversorgung des Blutes wird verringert. Das Herz schlägt schneller und wird überbelastet. In den Beinen und im Becken entsteht ein Blutstau.

Haltungsschäden

Der Kopf sitzt im Idealfall genau über der Wirbelsäule. Bei den meisten Menschen wird der Kopf vor die Wirbelsäule geschoben, dadurch zieht das Gewicht des Kopfes an der Wirbelsäule. Dies hat Veränderungen bis zum Becken zur Folge. Dem Knick in der Halswirbelsäule (meist beim 6. Und 7. Halswirbel und 1. Brustwirbel) entspricht der Knick in der Lendenwirbelsäule (meist beim 4. Und 5. Lendenwirbel).

Die Lebensenergie – auch Do, Prana, Bioplasma, oder Orgon genannt – die ununterbrochen durch uns hindurchfließt, benutzt die Wirbelsäule als Hauptkanal. Durch die verschiedenen Behinderungen, wie Ablagerungen und Verschiebungen in der Wirbelsäule kommt es zu Behinderungen dieses Lebensenergiestroms, d.h. es kommt zu Energieflußblockaden, die Energieleere oder Stauungen in den inneren Organen zur Folge haben und zu vielen Störungen führen.

Jede Fehlstellung der Wirbel hat auch seine tiefere Bedeutung. So löst das Aufrichten der Wirbelsäule nicht nur einen größeren Lebensenergiestrom aus, sondern es kommen alte Erinnerungen und Emotionen hoch, die verarbeitet werden müssen. Frühere Erlebnisse haften manchmal an den Fehlstellungen bzw. Blockaden. Wenn alle Blockaden vollständig aufgelöst sind, stellt sich der volle Lebensenergiestrom wieder her und es kann zu einer Regeneration der betroffenen Organe kommen.

Sprechen wir von der Haltung eines Menschen, so meinen wir die innere und äußere Haltung. Es ist die Wirbelsäule, die uns unsere äußere Haltung ermöglicht. Sie gibt uns Halt und Beweglichkeit. Eine Haltung, die nicht dem inneren Wesen eines Menschen entspricht, empfinden wir als unnatürlich. Ist der Mensch nun gezwungen aufgrund von Krankheit eine bestimmte Haltung einzunehmen, die er freiwillig nie einnehmen würde, so zeigt dies eine nicht gelebte innere Haltung und wogegen sich der Mensch auflehnt.

Im Fall des Morbus Bechterew (Verkalkung der Wirbelsäule) hat dies mit Unbeugsamkeit und nicht gelebter Demut zu tun. Fanatiker haben häufig Wirbelsäulenprobleme. Werden diese behandelt, ändert sich auch die innere Einstellung.
Bei dem Symptom des Bandscheiben – Problems geht es um eine nicht realisierte Überbelastung, die Anerkennung finden soll, mit dem Ziel geliebt zu werden. Liebe besteht aber gerade in der Bedingungslosigkeit.
Versteift ein Gelenk so hat sich der Mensch auf etwas versteift.
Jeder einzelne Wirbel hat einen speziellen Bezug zur Psyche und sollte bei einer ganzheitlichen Behandlung berücksichtigt werden.

Rückenschmerzen – Ursache und Wirkung!

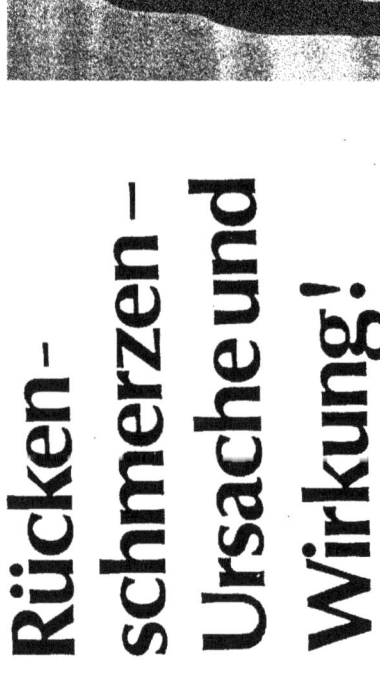

WUSSTEN SIE DASS:

KOPFSCHMERZEN
MIGRÄNE
UNNORMALE MÜDIGKEIT
SCHWINDEL
OHRENSAUSEN
IMPOTENZ
SCHULTER- ARM,
HÜFT- UND KNIE-
BESCHWERDEN
KREISLAUFSTÖRUNGEN
HEXENSCHUSS
ISCHIALGIE
BANDSCHEIBENBESCHWERDEN

— ein und dieselbe Grundursache haben können — *ungleich lange Beine...* Das Rückgrat muß diese Unbalance auf Kosten der Körpersymmetrie kompensieren. Steht der Betroffene auf zwei Meßwaagen, zeigen diese *ungleiche Werte* an. Wenn das eine Bein auch nur einige Millimeter kürzer ist als das andere, verlagert sich ein großer Teil des Körpergewichtes zur Seite des kürzeren Beines. Etwa 90 % aller Menschen haben verschieden lange Beine, und die Ursache ist meist eine oft schon in der Kindheit erworbene *Hüftbeinverschiebung.*

- DOKUMENTATION- SONDER-AUSGABE.

Ihre innere Haltung erkennen Sie und andere unmittelbar durch Ihre äußere Haltung (die wird beeinflußt von dem Bild, das Sie und andere von sich haben). Um die eigene „innere" Haltung zu ändern, braucht man in gewisser Hinsicht nur die „äußere" Haltung zu ändern. Da eine „richtige Körperhaltung" natürlich nicht nur durch die gerade Wirbelsäule zustande kommt, sondern durch ein komplexes Zusammenwirken der richtigen ZEN-trierung, Atmung usw., soll dies auch nur ein Denkanstoß sein, warum Sie diese Probleme haben.

Narben

Wird ein Organ oder Gewebe verletzt, sei es durch eine Verletzung, sei es durch eine Operation oder wird es durch eine Entzündung geschädigt, so geht immer eine mehr oder weniger große Menge des Gewebes zugrunde.

Der Organismus ist stets bestrebt, die Form und Funktion wiederherzustellen und die entstandene Lücke zu schließen. Dies geschieht zunächst durch das Granulationsgewebe, das als schnell wachsendes Gewebe vorhandene Lücken schließt. Granulationsgewebe besitzt zwar die Fähigkeit, schnell zu wachsen, hat jedoch wenig Stabilität. Dies wird von Organismus dadurch ausgeglichen, daß Bindegewebe mit seinen Fasern das Granulationsgewebe durchwächst und so dem Ersatzgewebe Festigkeit verleiht.

Ist die Wunde ausgefüllt und durch neue Haut verschlossen, werden die zunächst reichlich vorhandenen Blutgefäße weitgehend zurückgebildet. Eine Narbe ist entstanden. Eine Narbe ist also ein Ersatz für zerstörtes oder zugrunde gegangenes spezialisiertes Gewebe, zu dessen Ersatz „im Original" der Organismus meist nicht in der Lage ist. Narbengewebe besitzt durch seine bindegewebige Fasern meist eine große Stabilität.

Diese Fasern haben allerdings die Eigenschaft, sich mit der Zeit zu verkürzen, wodurch die Narbe zusammengezogen wird. Außerdem ist Narbengewebe meist schlecht durchblutet und besitzt wenige oder keine Nervenzellen. Auch die Durchströmung mit Lymphe ist behindert.

Dies alles verleiht der Narbe Eigenschaften, die Probleme bereiten:

Kosmetisch:

Narben sind häufig anders gefärbt, als das umliegende Gewebe. Oft sind sie unpigmentiert und fallen auf gebräunter Haut durch unschöne Weißfärbung auf. Sie können auch dunkler pigmentiert oder rot sein. Narben an der Kopfhaut bilden oft keinen oder nur unzureichenden Haarwuchs, der zudem auch anders gefärbt sein kann, als das übrige Haar. Durch ihre Neigung, sich zusammenzuziehen, werden Narben oft faltig, knotig und können Hautareale stark verziehen.

Psychisch:

Narben, besonders, wenn sie ein Gesicht entstellen, können zu schwerwiegenden psychischen Problemen führen. Auch Narben am Körper können dazu führen, daß sich Menschen von ihrer Umgebung zurückziehen, Kontakte meiden und vereinsamen. Oft steht das psychische Leiden in keinem Verhältnis zu der Größe und dem Aussehen der Narbe.

Mechanisch:

Besonders im Gesicht können durch Narbenzug Fehlstellungen von Mund, Nase oder Augenlidern entstehen, die stark entstellend sind. Narben an Körperöffnungen können diese so verziehen, daß Mund, Augenlider, After oder Scheide nur noch mangelhaft verschlossen werden, was zu Funktionsstörungen oder chronischen Entzündungen führt. Narben an Gelenken können deren Beweglichkeit durch den Narbenzug so stark beeinträchtigen, daß Gelenksversteifungen die Folge sind.

Bioenergetisch:

Narben stellen immer mehr oder weniger starke bioenergetische Störfelder dar, deren Auswirkungen auf andere, oft entfernte Organbereiche Einfluß haben und deshalb bisweilen damit nur schwer in Zusammenhang zu bringen sind.

Jede Narbe kann als Störfeld in Betracht kommen. Besonders derbe, knotige Narben, aber auch lange oder gekreuzte Narben fallen als Störfelder auf.
Wirken mehrere Narben – auch an verschiedenen Körperstellen – als Störfelder zusammen, addieren sich deren Wirkung nicht einfach, sondern potenzieren sich mitunter so, daß schwerwiegende Erkrankungen die Folge sind.
Dabei spielt weniger die Größe einer Narbe, als vielmehr deren Länge im Energiestrom sowie deren Lage im Verhältnis zu anderen Störfeldern die entscheidende Rolle.

Fast jeder Mensch hat Narben.
Die häufigsten Narben sind:
-   Narben von Blinddarmoperation
-   Narben von Mandeloperation
-   Narben aus der Kindheit an Knien und Ellbogen
-   Narben von Stürzen oder Stößen am Schienbein
-   Narben von Sturz oder Stößen am Kopf
-   Impfnarben
-   Narben von Dammschnitten oder –Rissen bei der Entbindung
-   Narben von Schnittverletzungen an den Händen
-   Narben von Verletzungen an den Füßen
-   Narben von Unterleibsoperationen

- Narben von Knochenbrüchen
- Narben von Entzündungen an inneren Organen
- Narben von Zahnextraktionen

Narben wirken als Störfelder häufig mit anderen körperlichen oder seelischen Störungen zusammen und verstärken sich gegenseitig. Besonders Belastungen aus der Umwelt, aus Nahrungsmitteln, aus Zahnfüllungen, Fehlbelastungen durch die Arbeit, ungesunde Wohnbedingungen, aber auch seelische Belastungen können hier in Betracht kommen.

Sind Narben als Störfelder erkannt und diagnostiziert worden oder stehen sie im Verdacht für eine Erkrankung (mit-) verantwortlich zu sein, muß eine Narbenentstörung durchgeführt werden.

Eine solche Behandlung muß sach- und fachgerecht erfolgen und gehört in die Hand eines erfahrenen Therapeuten.

In der Hand dessen, der eine oder mehrere Narben hat, liegt es, durch eine sorgfältige und regelmäßige Narbenpflege dafür zu sorgen, daß seine Narbe(n) möglichst wenig Probleme bereiten.

Da auch die sorgfältigste Pflege Narben niemals verschwinden läßt, ist es nicht mit einer einmaligen Behandlung getan. Vielmehr muß jede Narbe ein Leben lang regelmäßig gepflegt werden. Dies ist weder besonders zeitaufwendig noch kostenintensiv. Es erfordert lediglich eine gewisse Aufmerksamkeit und Sorgfalt sowie die nötigen Kenntnisse, die jedoch leicht zu erwerben sind.

Ziel der Narbenpflege ist es, zu verhindern, daß sich nach einer Verletzung oder Operation eine große, hässliche Narbe bildet. Vielmehr ist es fast immer möglich, durch eine rechtzeitige Narbenpflege unmittelbar nach dem Abheilen der Wunde dafür zu sorgen, daß die Narbe unauffällig, glatt und problemlos bleibt.

Das Aussehen von bereits länger bestehenden Narben zu verbessern und so die kosmetischen und psychischen Störungen möglichst gering zu halten.

Derbe, knotige und geschrumpfte Narben glatter, weicher, angenehmer und schöner zu machen.

Gefühllosen und tauben Narben wieder Gefühl und Tastsinn zu verleihen.

Schmerzhafte, juckende oder kribbelnde Narben zu beruhigen.

Mechanische Behinderungen durch Narben zu mindern oder zu beseitigen.

Narben, die als energetische Störfelder wirken, durchlässiger zu machen und als Störfelder zu beseitigen. Durch regelmäßige Narbenpflege wird die Narbenentstörung durch den Therapeuten maßgeblich unterstützt und der Behandlungserfolg in den Behandlungspausen gesichert.

Wie man Narben pflegen kann.

Narben brauchen für ihre Entwicklung Zeit. Die narbige Haut darf nie vernachlässigt werden. Sie ist besonders vor Reizungen und Austrocknung zu schützen. Narben – besonders frische Narben – sollten eine Zeitlang keinen extremen Temperaturen ausgesetzt werden. Intensive Sonneneinstrahlung, Saunabesuche oder starke Kälte können eine noch nicht abgeschlossene Narbenbildung negativ beeinflussen und die Bildung einer störenden Narbe begünstigen. Als Richtlinie gilt z.B. nach einer Operation ein Zeitraum von 4 – 8 Monaten. Durch die Pflege von Spezialpflege-Cremes, wie z.B. Biolyt-Creme kann mit einer wesentlich kürzeren Dauer des Vernarbungsprozesses gerechnet werden.

Beengende Kleidung oder scheuernde Kleidungsstücke über narbig veränderter und sich neu bildender Haut sollte unbedingt vermieden werden.

Besonderer Schonung bedürfen Narben, die nahe am Knochen liegen, z.B. am Ellbogen, Schienbein oder am Fußknöchel (harte Schuhränder). Es muß darauf geachtet werden, Narbengewebe nicht erneut zu verletzen. So kann z.B. beim Sport eine frische Narbe leicht aufplatzen. Ihre Heiltendenz wäre dann schlechter, weil sich bereits geschädigtes Gewebe nicht mehr so gut regeneriert.

Narben neigen dazu, sich nach einiger Zeit zusammenzuziehen und faltig zu werden. Narbengewebe sollte regelmäßig durch eine sanfte Massage und die Anwendung von Spezialcremes geschmeidig gehalten werden.

Durch die bio-elektrolytische Leitfähigkeit dieser Spezialcremes wird die Störfeldwirkung der Narbe stark gemindert. Ihre Auswirkung auf andere Organe reduziert sich bei regelmäßiger Anwendung.

Bei Narben an Extremitäten (z.B. Händen, Ellbogen, Füßen usw.) kann ein Bad mit dieser Spezialcreme gemacht werden.

Es kommt auf die richtige Einstellung an.

Keine Scheu vor therapeutischer Beratung und Narbenpflege. Wenn Sie sich durch Ihre Narbe(n) stark belastet fühlen, scheuen Sie sich nicht, mit einem Therapeuten, Psychologen oder Arzt darüber zu sprechen

Wenn nach einer Operation oder Verletzung Krankheiten auftreten oder Narben den Verdacht erwecken, als Störfelder für diese Erkrankung (mit-)verantwortlich zu sein, testen Sie sie mit z.B. Biolyt-Creme. Sie überbrückt das Störfeld und beseitigt die evtl. vorhandenen Energieflußblockaden.

Clark-Therapien

Parasitenbefall

Durch jahrelange Forschung in den USA konnte Frau Dr.Clark feststellen, daß zahllose chronische Krankheiten (Diabetes, MS, Krebs, chronische Müdigkeit, Hautprobleme, Warzen, chronische Bronchitis, Pyelonephritis, Prostatitis, Gastritis, Verdauungsprobleme, Bluthochdruck, Allergien, Schlafstörungen, Depressionen, Schizophrenie, Autismus, Alzheimer, Tremor, Herzkrankheiten, Kopfschmerzen, Asthma, Pilzerkrankungen wie Candida usw.) in vielen Fällen, wenn auch nicht in allen, auf Parasitenbefall zurückzuführen sind.

Durch Umweltverschmutzung, sauren Regen, Schwermetallbelastungen, Erdstrahlenbelastung, Elektrosmog, radioaktive Strahlung, Übersäuerung durch übermäßigen Fleisch- und Zuckerkonsum u.a. ist der Organismus so weit geschwächt, daß Parasiten eindringen und sich vermehren können.

Es handelt sich dabei vor allem um Egel, insbesondere den Darmegel Fasciolopsis buskii, die Leberegel Fasciola hepatica und Clonorchis sinensis, den Pankreasegel Eurytrema pankreatica, die wir zu fürchten haben. Vor allem die Massentierhaltung für die Fleischproduktion und der enge Kontakt zu Haustieren schafft Infektionsquellen.

Wenn chemische Lösungsmittel im Körper vorhanden sind, können Egel ihren Lebenszyklus im menschlichen Körper vollenden, ohne ihren natürlichen Zwischenwirt, wie z.B. die Schnecke, zu benötigen. Zu diesen gefährlichen Lösungsmitteln zählen vor allem Isopropylalkohol, Benzol und Methanol. Diese Alkohole sind häufig als Rückstände in unserer Nahrung und in Gebrauchsgegenständen unseres täglichen Lebens zu finden, wie z.B. in Zahnpasta, Mundwasser, und Kosmetika, aber auch in Tierfutter für unsere Haustiere.

Weitere hoch toxische Substanzen sind Xylol, Toloul, Methylen, Chloride, Quecksilber, Thallium, Nickel, Chrom, Palladium, Aluminium, Blei, Kadmium, Fiberglas, Asbest, FCKW, Arsen, Formaldehyd, die gar nicht so selten anzutreffen sind.

Die einzelnen Lösungsmittel scheinen in bestimmten Organen abgebaut und ausgeschieden zu werden. Wenn sich aber in der Leber Aflatoxin B, ein Nebenprodukt des Schimmels befindet, wird dieser Abbau gehemmt. Aflatoxin B ist zu finden in Bier, Nüssen, mehrere Tage altem Brot, überreifen Früchten, vielen losen Getreidearten.

Aflatoxin B und Isopropylalkohol wird zu Choriongonadotropin umgebaut, überschwemmt den ganzen Körper, so daß Ortho-phosphor-tyrosin gebildet werden kann. Vitamin C ist hilfreich das Aflatoxin B zu beseitigen. Dies scheint die Erklärung zu sein, warum Vitamin C einige Arten von Krebs beseitigen kann.

Das Lösungsmittel Benzol bevorzugt die Thymusdrüse, was dazu führt, daß der Darmegel seinen Lebenszyklus in der Thymusdrüse vollenden kann. Die Thymusdrüse, die u.a. für die Produktion der T-Helferzellen verantwortlich ist, ermöglicht es nun dem HIV-Virus sich anzusiedeln, d.h. dies führt zu Aids.

Nun in Kurzform:
Der erwachsene Egel – Fasciolopsis buskii in der Leber verursacht Krebs, wenn sich dort außerdem Propylalkohol befindet.
Der Pankreasegel – Eurytrema pankreatica in der Bauchspeicheldrüse verursacht Diabetes, wenn dort außerdem Methylalkohol vorhanden ist.
Der erwachsene Egel – Fasciolopsis cercariae im Gehirn verursacht Alzheimer, wenn dort außerdem noch Toluol oder Xylol vorhanden ist.

Dieses ist der Krebs verursachende Parasit

Abb. Großer Darmegel
(Fasciolopsis buskii)

Der erwachsene Egel in den Nieren verursacht Morbus Hodgkin, in der Gebärmutter Endometriose, in der Prostata Prostatitis, wenn dort Lösungsmittel ebenfalls vorhanden sind.
Der erwachsene Egel befindet sich in der Haut, wenn ein Kaposi-Sarkom vorhanden ist.
Ascaridien, ein Rundwurm kann Schlaganfälle verursachen, wenn dieser ins Gehirn gelangt. Ascaridien in der Lunge verursachen Asthma. Schizophrenie und Depressionen können durch verschiedene Parasiten verursacht werden. Der Fadenwurm Strongyloides kann für eine Migräne verantwortlich sein. Die Akne rosazea kann durch Leishmania verursacht werden. Viele Herzkrankheiten werden durch den Hundeherzwurm Dirofilaria hervorgerufen. Diese Aufzählung ließe sich noch weiter fortsetzen.

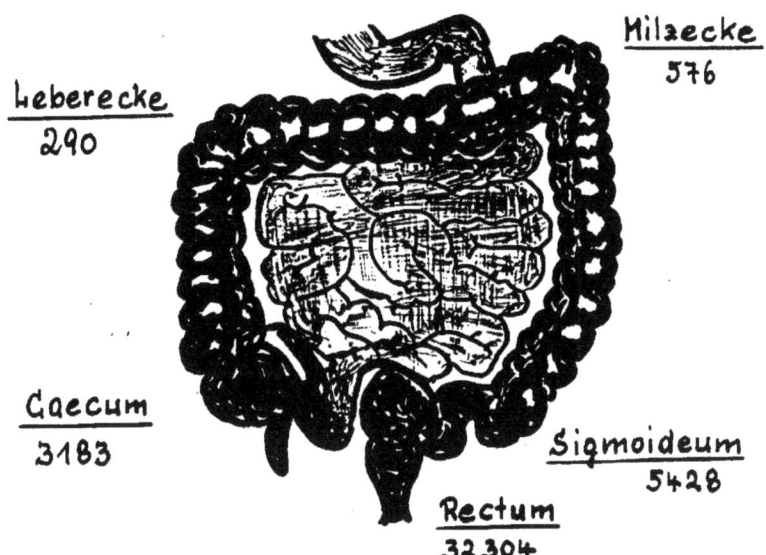

Leberecke
290

Milzecke
576

Caecum
3183

Sigmoideum
5428

Rectum
32304

Todesfälle infolge Dickdarmkrebs innerhalb
10 Jahren (1980 - 1990)

	Männer	Frauen	Summe
Caecum	1191	1990	3181
Leberecke	123	167	290
Milzecke	277	299	576
Sigmoideum	2488	2940	5428
Rectum	18297	14007	32304
	22376	19403	41779

Der Krebs greift zu 90%
die Verdauungsorgane an.

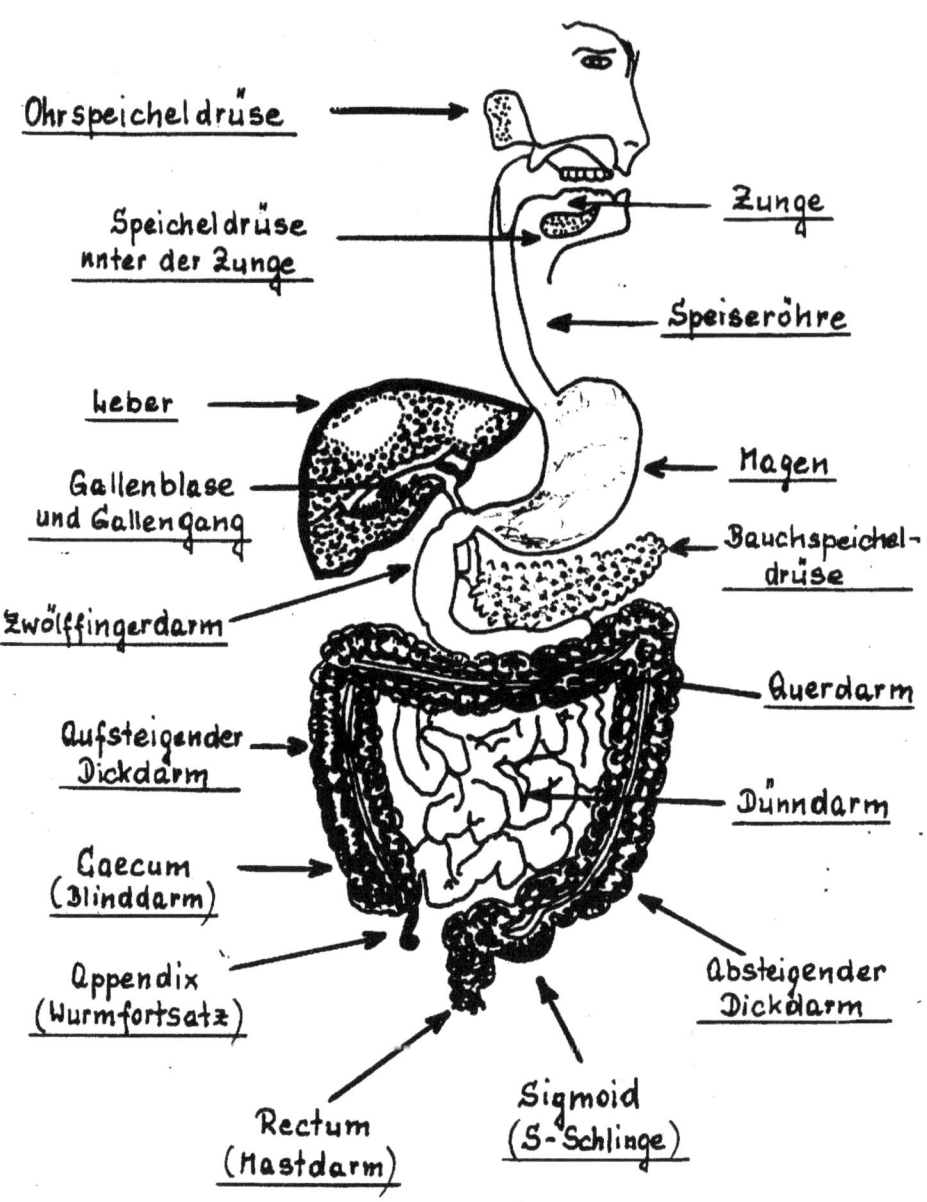

Ohrspeicheldrüse

Speicheldrüse
nnter der Zunge

Zunge

Speiseröhre

Leber

Gallenblase
und Gallengang

Zwölffingerdarm

Magen

Bauchspeichel-
drüse

Querdarm

Aufsteigender
Dickdarm

Dünndarm

Caecum
(Blinddarm)

Appendix
(Wurmfortsatz)

Absteigender
Dickdarm

Rectum
(Mastdarm)

Sigmoid
(S-Schlinge)

Verwendet man nun die gebräuchlichen chemischen Arzneimittel, die nur eine oder zwei der vielen Parasitenarten töten, so wird man aufgrund der vielen Parasitenarten danach möglicherweise kränker als vorher.

Es gibt jedoch drei Pflanzen, die völlig nebenwirkungsfrei, wechselwirkungsfrei die Fähigkeit haben alle Parasitenarten zu vernichten.

Die pflanzlichen Mittel sind:
- Äußere grüne Schale der Walnuß – Juglans nigra
- Wermut – von der Staude der Artemisia-Familie
- Gemeine Gewürznelke –vom Gewürznelkenbaum.

Diese drei Mittel müssen zusammen als Gesamtkur angewendet werden.
Die Eliminierung von Lösungsmitteln ist unerläßlich.

Die Parasitenbehandlung bei Kindern unterscheidet sich von der für Erwachsenen nur in der Dosierung, nicht aber in der Behandlungsdauer.

Bei einem Parasitenbefall eines Familienmitglieds haben meist alle in der Familie lebenden Personen den gleichen Parasiten, ebenso Ihr Haustier.

Die Parasitenkur für Haustiere unterscheidet sich in der Anwendung und Dosis von der Parasitenkur für Menschen.

Bei Bandwurmbefall, wie Echinococcinus granulosis (Hundebandwurm) und Echinicoccus multilocularis (Fuchsbandwurm) und deren Zysten, die mit der Parasitenkur alleine nicht getötet werden können, sollten zusätzlich das pflanzliche Kombinationspräparat Rascal eingenommen werden. Zusätzlich eine hohe Dosis von Coenzym Q10, die Aminosäure L-Cystein und ozonisiertes Olivenöl ist zu empfehlen.

Zapper

Der Zapper ist ein spezieller Pulsgenerator zur Erzeugung von rechteckförmigen elektrischen Impulsen. Ziel der Anwendung ist es, mit einer erregerspezifischen Frequenz Parasiten, Bakterien und andere Krankheitsverursacher zu eliminieren. Der Zapper erzeugt eine Frequenz mit definierter Spannungsamplitude einen definierten Quellenwiderstand. Entscheidend hierbei ist die Vorgabe der Frequenz, wie von Clark im Bereich von 30 kHz bis 40 kHz angegeben wurde.

Der Zapper ist so ausgelegt, daß er Gleichspannung auskoppelt, so daß eine Schädigung ausgeschlossen ist.

Damit Ausgangsfrequenz und Ausgangsamplitude des Zappers von der Betriebsspannung unabhängig ist, wurde im Zapper ein Stabilisierungsmechanismus integriert, der sicherstellt, daß die Ausgangssignale stabil und die Funktion gewährleistet sind. Es kann kein unkontrollierter Gleichstrom an den Ausgang und damit zum Anwender gelangen.

Der Zapper tötet durch seine Spannung von 9 Volt (Batterie bzw. Hydrid-Akku) große und kleine Eindringlinge wie: Egel, Rundwürmer, Milben, Bakterien, Viren und Pilze.

Er tötet sie alle auf einmal, wenn Sie sich 3 x 7 Minuten einer Behandlung unterziehen.

- Den ersten 7 Minuten folgt eine Pause von 20 – 30 Minuten.
  Während dieser Zeit werden Bakterien, Viren, Pilze von absterbenden Parasiten freigesetzt und beginnen Sie zu befallen.
- Die zweite Sitzung von 7 Minuten ist dafür gedacht, diese künstlich freigesetzten Bakterien, Viren, Pilze zu töten. Wenn Sie das auslassen, könnten Sie sofort eine Erkältung, Halsschmerzen oder ähnliches bekommen. Viren wiederum werden von sterbenden Bakterien freigesetzt.
- Die dritte Sitzung tötet die letzten freigesetzten Viren.

Bei chronischen Erkrankungen oder in hartnäckigen Fällen kann die Anwendung des Gerätes bis zu 4 Wochen täglich notwendig sein.

Bei akuten Störungen, wie Erkältungen, Fieber, Entzündungen jeglicher Art, reicht im allgemeinen die Anwendung von 2 – 3 Tagen aus.

Vorbeugend ist es empfehlenswert, mindestens 1 x pro Monat eine Anwendung durchzuführen. Das Immunsystem wird dadurch gestärkt.

Der Zapperstrom reicht nicht bis in die Augäpfel, Hoden, oder den Darminhalt, ebensowenig in die Gallensteine, oder die lebendigen Zellen, wo sich häufig der Herpesvirus oder der Candidapilz versteckt hält.

Um tiefer vordringen zu können, muß das Parasiten-Beseitigungsprogramm mit Kräutern der Zapperbehandlung hinzugefügt werden.

Personen mit Herzschrittmacher und Schwangere sollten den Zapper nicht anwenden.

All diese Personen, die den Zapper nicht anwenden, sollten das Kombinations-präparat Rascal statt dessen anwenden.

Vermeidung von Neuinfektionen

In nur fünf Tagen gelingt es dem Zapper und diesen drei Naturheilmitteln im allgemeinen, die verschiedenen Stadien des Darmegels, oder anderen Parasiten abzutöten. Nach einer hohen Anfangsdosis folgt man über längere Zeit einmal wöchentlich die Parasiten-Dauerbehandlung, um den Körper auch von den meisten anderen Parasiten zu befreien und einer Neuinfektion vorzubeugen. Wie Frau Dr.Clark bei ihren Behandlungen festgestellt hat, werden einige Arten von hartnäckigen Parasiten, wie der Bandwurm und seine Zysten, durch die Einnahme dieser Heilmittel nicht getötet. Wenn die Parasitenkur eine Verbesserung Ihres Wohlbefindens zur Folge hat und die alten Symptome sich wieder einstellen, sobald Sie damit aufhören, haben Sie wahrscheinlich ein „Bandwurmproblem". Bandwurmzysten schlüpfen immer dann, wenn der Patient eine Dosis Lösungsmittel in seinem Essen oder anderen Produkten, mit denen er in Berührung kommt, zu sich nimmt. Unfruchtbare Eier werden über Ihren ganzen Körper verbreitet und führen zu einem Krankheitsgefühl. Dagegen könne n Sie 1 Teelöffel Nelken (in einer einzigen Dosis) 1 x täglich 7 Tage lang nehmen, zusammen mit einem anderen Präparat namens Rascal. (Wer nicht den Zapper anwendet, sollte Rascal auf jeden Fall einnehmen.) Folgen Sie der Anweisung auf der Packung 20 Tage lang. Wiederholen Sie die Behandlung so oft wie nötig. Bleiben Sie gleichzeitig bei der regulären Parasiten-Dauerbehandlung. Wenn die Einnahme der Parasitenkur eine Besserung Ihres Wohlbefindens nach sich zieht, können Sie mit Sicherheit davon ausgehen, daß Sie tatsächlich Parasiten hatten.

Sie stecken sich ständig mit Parasiten an . Parasiten umgeben uns überall. Sie bekommen sie an anderen Leuten, Ihrer Familie, sich selbst, Ihrem Zuhause, Ihren Haustieren und schlecht gekochtem Fleisch. Die Hauptquelle des Darmegels ist Fleisch. Nachdem wir uns auf diese Weise angesteckt haben, können wir durch Blut, Speichel, Samen, Muttermilch, Küsse oder Sexualverkehr andere anstecken. Halten Sie an der Parasiten-Dauerbehandlung zumindest für eine Weile fest. Familienmitglieder haben fast immer die gleichen Parasiten.

Eliminierung von Isopropylalkohol
Sowohl während der Parasitenbehandlung als auch danach ist es von größter Wichtigkeit, darauf zu achten keinen Propylalkohol in irgendeiner Form, sei es durch die Haut, die Nase oder den Mund, zu sich zu nehmen. Propylalkohol ist als antiseptisches Mittel in praktisch allen kosmetischen Erzeugnissen enthalten.

Überprüfen Sie Ihre Kosmetik auf das Wort „Propanol" oder „Isopropanol" auf der Beschriftung.

Alle Krebspatienten haben das Lösungsmittel Propylalkohol in ihrer Leber und in dem vom Tumor befallenen Gewebe. Menschen ohne Krebs haben keinen Propylalkohol in ihrer Leber.
Bei Ehepaaren, bei denen der eine Ehepartner Krebs hat, finden sich immer Propylalkohol und die Erwachsenenstadien des Darmegels in der Leber. Ortho-phospho-tyrosin ist in dem Organ zu finden, wo sich der Krebs entwickelt hat. Aber der andere Ehepartner hat keinen Krebs, obwohl er die gleichen Parasiten hat. Bei ihm/ihr befinden sich die Parasiten nur im Darm. Es gibt keine Eier und keine anderen Stadien. Es ist kein Lösungsmittel in der Leber zu finden.

Propylalkohol ist in vielen Gegenständen des täglichen Gebrauchs enthalten: Kosmetik, Shampoo, Haarspray, Mundwasser, Rasierschaum, Bodylotion und Reinigungsalkohol. Propylalkohol findet sich häufig in Getreideflocken, Cornflakes und Müsli. Vermutlich fügen die Hersteller Geschmacksstoffe hinzu, die unter Verwendung von toxischen Lösungsmitteln, vor allem Propylalkohol und Benzol, hergestellt werden, oder verwenden Isopropylalkohol zur Desinfizierung der Maschinen. Natürlich werden diese Lösungsmittel auf ein Minimum reduziert, aber niemals ganz eliminiert. Sie dürfen keinerlei Lösungsmittel zu sich nehmen.
Selbst die gekauften Getreideflocken sind verseucht. Am besten man bereitet sich also sein eigenes Müsli zu.

Propylalkohol verläßt Ihren Körper von alleine innerhalb von fünf Tagen, nachdem Sie aufgehört haben, es zu sich zu nehmen.
Warum ist es so wichtig keinen Propylalkohol zu sich zu nehmen, wenn man bereits den Darmegel getötet hat und die Parasitenbehandlung fortsetzt ? Weil man sich sehr leicht neu infizieren kann !
Die Fastfood-Hamburger werden nicht lange genug gekocht, um die meisten Parasitenstadien zu töten. Die Eierstadien können extreme Hitze und Kälte überleben. Innerhalb von 24 Stunden hat man die ersten Parasitenstadien in seinem Blut, einige davon schlüpfen und werden zu erwachsenen Parasiten. Noch vor Ihrer nächsten Behandlungsdosis mit Schwarzwalnußtinktur sind sie in Ihrer Leber, Ortho-phospho-tyrosin wird erneut gebildet.
Ohne Propylalkohol geschieht nichts – mit Propylalkohol ist diese Entwicklung unvermeidlich.
Es gibt Berichte von Tiermedizinern, daß Egel im Fleisch von Schlachttieren nicht selten sind.

Die Parasiten-Dauerbehandlung sollte kein Ersatz sein. Achten Sie mit aller Sorgfalt darauf, die Aufnahme von Propylalkohol zu vermeiden.

Erfreulich ist, daß Propanol Ihren Körper von alleine innerhalb 5 Tage verläßt, wenn Sie aufhören, diesen zu sich zu nehmen.

Eine ebenso große Rolle spielt die Übersäuerung, verursacht durch falsche Ernährung, Schwermetalle, Strahlenbelastung und chemische Substanzen.

Leber- und Nierenreinigungskur

Beseitigen alle Kristalle, allen Grieß, alle kleineren Steine ganz ohne Operation.
Die Nierenreinigungskur erstreckt sich über 3 Wochen. Das Leberreinigungs-programm über 24 Stunden.
Das Reinigen der Leber von Gallensteinen ist notwendig um Ihre Gesundheit wieder zu erlangen. Es verbessert Ihre Verdauung dramatisch, die die Grundlage Ihrer Gesundheit ist. Sie können ebenfalls erwarten, daß mit jeder Reinigung, die Sie machen Ihre Allergien mehr und mehr verschwinden! Es ist unglaublich, aber eine solche Reinigung beseitigt auch Schmerzen in der Schulter, im Oberarm und im oberen Rücken. Sie fühlen sich energiegeladener und zunehmend wohler.

DIE REINIGUNG DER LEBERGÄNGE IST DAS WIRKSAMSTE VERFAH-REN; DAS SIE ANWENDEN KÖNNEN, UM IHREN GESUNDHEITS-ZUSTAND ZU VERBESSERN.
SIE SOLLTEN ABER NICHT VOR DEM PARASITENPROGRAMM VORGENOMMEN WERDEN; UND – UM BESTE RESULTATE ZU ERZIELEN – NACH DER NIERENREINIGUNG UND EVTL. ZAHN-SANIERUNG:

Es gibt ein halbes Dutzend von Gallensteinen, die meisten enthalten jedoch Cholesterinkristalle. Sie können rot, grün, weiß, schwarz oder braun gefärbt sein. Im Innersten jedes Steines werden häufig abgestorbene Parasiten, oder Bakterien gefunden.
Wenn die Steine größer werden und an Zahl zunehmen, veranlaßt dies Gegendruck auf die Leber. Die Folge ist die Leber produziert weniger Gallenflüssigkeit.
Stellen Sie sich die Situation vor, daß Ihr Gartenschlauch voll Murmeln wäre. MIT DEN GALLENSTEINEN IM LEIB KANN VIEL WENIGER CHOLESTERIN AUS DEM ORGANISMUS AUSGESCHIEDEN WERDEN, DER CHOLESTERINSPIEGEL KANN ALSO STEIGEN.

Da Gallensteine porös sind, können sie all die Bakterien, Zysten, Viren, Pilze und Parasiten aufnehmen, die durch die Leber gehen. Auf diese Weise werden „Nester" von Entzündungen gebildet. Keine der Magenentzündungen, wie Geschwüre oder Darmblähungen können dauerhaft geheilt werden, ohne daß die Gallensteine aus der Leber entfernt werden.

Um die verstopften Gallengänge zu reinigen, macht man einfach das Leberreinigungsprogramm immer wieder, bis das Problem beseitigt ist.

Sollten lebende Parasiten in den Gallengängen sitzen, sollten diese zuerst beseitigt werden.

REINIGEN SIE IHRE LEBER WENIGSTENS ZWEIMAL IM JAHR.

Belastete Organe - Funktionsstörungen

Beim Haaranalyse-Resonanztest werden die Funktionsstörungen in Prozenten erfaßt um Vergleichsmöglichkeiten bei einer Nachuntersuchung zu haben.

Treffen mehrere oder besonders „giftige" Stoffe auf unser Abwehrsystem, so ist dieses überfordert und wird in seinem biologischen Ablauf gestört., gehemmt oder es wird die Entgiftung und Ausscheidung unterbunden. In diesem Fall schädigen diese Stoffe intrazelluläre Strukturen, wirken blockierend, es kommt zu einer „Suche nach Möglichkeiten" auf anderem Wege diese „giftigen" Stoffe loszuwerden. Es kommt zu biologischen Notausgängen und zu Verlagerung der Ursprungserkrankung. Dies geschieht meist durch eine chemotherapeutische Hemmung der Entzündung (durch z.B. ein Antibiotikum). So kann sich eine Mandelentzündung in ein Asthma, eine Nierenentzündung, eine Arthritis, eine Arthrose, einen Leberschaden oder eine Zuckerkrankheit verwandeln. In diesen Fällen ist das Abwehrsystem nicht mehr in der Lage sich selbst zu helfen, d.h. ein Störfeld, bzw. eine Blockade ist entstanden.

Die Folgeschäden von Störfeldern und Blockaden sind dann zwangsläufig diese Organbelastungen. Werden jedoch nur diese organischen Störungen behandelt, so geht die Therapie immer nur bis zur Blockade. Nach einer gewissen Zeit wird es in der Regel zu den gleichen Beschwerden wieder kommen. Es ist aber auch möglich, daß der Krankheitsprozeß auf die chronische Schiene geschoben wird, d.h. die Symptome verringern sich, oder sie maskieren sich und verändern sich, lösen sich aber in den seltensten Fällen auf.

Verschlackung

Die Verschlackung ist unsere Giftmülldeponie. Sind alle Ausscheidungsorgane voll funktionsfähig und die Giftmüllanhäufung möglichst gering, so dürfte diese Deponie überschaubar sein.

Unser erstes Ausscheidungsorgan ist die Niere, was dort nicht ausgeschieden werden kann, muß vom Darm ausgeschieden werden, was dieser nicht ausscheiden kann, muß von der Lunge ausgeschieden werden, was diese nicht ausscheiden kann, muß von der Haut ausgeschieden werden und was nun noch nicht ausgeschieden ist, bleibt im Körper.

Dieser sucht sich nun Orte, wo dieser Müll am wenigsten Schaden anrichtet. Wird aber die Giftmüllanhäufung im Verhältnis zum Abtransport immer größer, schreitet die Verschlackung immer weiter fort und es entsteht eine Notsituation. Eine Notsituation in der Art, daß kein Platz mehr vorhanden ist, der Körper ist gezwungen Geschwüre zu bilden um den Schaden in erträglichen Grenzen zu halten.

Aus diesen Gründen ist eine regelmäßige Entgiftung und Entschlackung sehr sinnvoll.

Einige dieser Maßnahmen sind z.B.: Heilfasten, Ölspülen, Feueratem (eineYoga-Atmung), das Trinken von heißem Wasser, die Einnahme von Algen, Darmspülungen, bzw. Einläufe u.a. Maßnahmen.…

Stoffwechselstörungen

Unser Stoffwechsel ist so etwas wie eine gigantische Fabrik, in der täglich Billiarden und Aberbilliarden chemischer Reaktionen ablaufen, und zwar nach den jeweils ganz präzisen Vorgaben. Auch wenn jeder Mensch ein unverwechselbares Individuum ist, mit speziellem Aussehen, eigener Stimme und einmaligem Fingerabdruck – die Art und Weise, in der sein Stoffwechsel Proteine herstellt oder Sauerstoff im Blutfarbstoff transportiert, ist bei allen Menschen zwischen China und Afrika, dem Nord- und Südpol gleich.

Seit Beginn der neunziger Jahre stehen den Physiologen und Biochemikern hervorragende Analysegeräte zur Verfügung, die aufregende Einblicke in unseren Stoffwechsel ermöglichen. Als besonders faszinierend entpuppen sich neuerdings die Enzyme und Hormone.

Die Vitamine sind es, die unseren Stoffwechsel erst zum Leben erwecken. Ohne Vitamine wäre alles in uns tot. Erst die Vitamine erwecken unseren Stoffwechsel zum Leben und machen uns frisch und vital. Die Vitamine werden – außer B12 –

über das Blut und den Urin aus dem Körper ausgeschwemmt und müssen deshalb täglich ersetzt werden. Fast alle Vitamine werden von Pflanzen hergestellt und müssen deshalb über die Nahrung zugeführt werden. Nur ganz wenige erzeugt der menschliche Organismus selbst.

Jede Form von Streß entzieht unserem Körper Vitamine. Streßbedingte Verluste können zu erheblichen Störungen im Eiweiß- und Hormonstoffwechsel führen.

Eine gesunde Mischkost mit hoher Nährstoffdichte garantiert eine ausreichende Vitaminversorgung. Mineralien und Spurenelemente sind für unsere Körperzellen genauso wichtig wie die Vitamine. Mineralien kommen im Körper in größeren Konzentrationen, Spurenelemente nur in äußerst geringen Mengen vor. Im Gegensatz zu den flinken Vitaminen werden die trägen Mineralstoffe erst durch Verdauungsenzyme aus dem Nahrungsbrei „befreit". Alle rund 70 Billionen Körperzellen brauchen wenigstens ein Dutzend Atome und Ionen von jedem einzelnen Mineral oder Spurenelement in jeder Sekunde. Natrium, Kalium und Chlor sorgen für den wichtigen Flüssigkeitsausgleich und für die Löslichkeit von Proteinen und anderen Substanzen. Selbst geringe Mengen von Spurenelementen lösen in unserem Körper eine große Wirkung aus. Trotzdem versorgen sich viele Menschen nicht einmal damit.

Die Kohlenhydrate

Weil die Verdauung von Glukose bereits im Mund beginnt, sollten wir kohlenhydratreiche Nahrung gut kauen und einspeicheln. Ein erheblicher Teil solcher Kohlenhydrate erreicht unverdaut den Dickdarm, wo er unter erheblichem Energieaufwand von Darmbakterien abgebaut werden muß. Unsere Körperzellen akzeptieren auch Fett und Eiweiß als Brennstoff, während unsere Gehirn- und Nerven- und Blutzellen ausschließlich das rasch entflammbare „Superbenzin" Glukose zur Energiegewinnung annehmen. Unser Gehirn benötigt täglich rund 140 Gramm Glucose.

Einen wichtigen Beitrag zur Verbrennung von Glukose-Molekülen leisten das Hormon Insulin und das Spurenelement Chrom.

Die wichtigsten Glukose-Tips:

- verzichten Sie auf schnelllösliche Kohlenhydrate wie helle Teigwaren, polierten Reis, Zucker, Süßes und süße Getränke Essen Sie viel komplexe Kohlenhydrate wie Obst, Salat, Rohkost, Gemüse, Kartoffel, Vollkornprodukte

- Bierhefe fördert die Glukose-Verwertung zu Energie und den Kohlenhydratstoffwechsel im ganzen Körper. Sie enthält alle B-Vitamine sowie das wichtige Spurenelement Chrom.

Die gleichzeitige Aufnahme von Fett und Kohlenhydraten sowie Ballaststoffen kann den Verdauungsprozeß verzögern.

Das Eiweiß

Während die Hauptaufgabe der Kohlenhydrate die Zufuhr von Energie ist, sind Aminosäuren, die kleinsten Eiweißbausteine, der Stoff aus dem wir selbst gemacht sind. Aus insgesamt 20 Aminosäuren baut sich das ganze Leben auf der Erde auf. Sie bilden Ketten, die je nach unterschiedlicher Anordnung oder Länge der einzelnen Aminosäuren Proteine, Peptide oder Polypeptide darstellen.

Wenn Menschen emotional beeinträchtigt sind, fehlen immer die Aminosäuren Phenylalamin, Tyrosin und Methionin.

Essentiell sind die acht Aminosäuren, die wir unbedingt täglich zu uns nehmen müssen, wenn wir nicht krank werden wollen. Diese Aminosäuren heißen: Leucin, Isoleucin, Lysin, Methionin, Phenylalamin, Threonin, Tryptophan und Valin – bei Kindern noch Histidin und Arginin. Wegen des hohen Umsatzes braucht der Körper weit mehr Aminosäuren als Nahrungseiweiß.

Fettsäuren

Zu Unrecht ist „Fett" in Misskredit geraten. Ohne Fett wäre unsere Haut schutzlos, trocken und rissig. Fettpolster schützen alle inneren Organe. Fett hält uns warm.

Übermäßig „süß" ernährte Kinder entwickeln mehr und größere Fettzellen als gesund ernährte. Dies erschwert die Gewichtsabnahme in Erwachsenenalter beträchtlich.

Zu einem bestimmten Teil muß unsere Nahrung aus essentiellen Fettsäuren bestehen, die unseren Stoffwechsel – ähnlich wie die essentiellen Eiweißbausteine – nicht selbst herstellen kann. Dies sind ungesättigte bzw. mehrfach ungesättigte Fettsäuren, wie sie in Linol- oder Linolensäure oder in Eicosapentaensäure vorhanden sind. Man bezeichnet sie auch als Omega-3-Fettsäuren. Sie haben ca. 20 Kohlenstoff-Atome und deshalb ein starkes Stoffwechselpotential.

Menschen, die häufig Fett, Süßes oder helle Teigwaren essen, haben viel Cholesterin mit niedriger Dichte im Blut, das von den Körperzellen nicht oder nur ungern angenommen wird.

Cholin, Inositol, Methionin, Glysin, Lysin und Omega-3-Fettsäuren helfen bei der Fett- und Cholesterinverwertung mit.

Das Wasser

Wasser ist unser wichtigster Nährstoff - und das erstaunlichste Molekül überhaupt. Wassermoleküle zeigen eine ausgeprägte Kohäsion (sie binden sich fest aneinander).

Adhäsion (sie binden sich an andere Moleküle) und Kapillarität (sie steigen in feinen Gefäßen gegen die Schwerkraft an). Alle diese Eigenschaften sind für unseren Stoffwechsel wichtig. Wasser eignet sich nicht nur zur Bildung von Wassermasse (wie im Blutplasma), sondern auch als Lösungsmittel für andere Substanzen. Außerdem kann Wasser in seine Sauerstoff- und Wasserstoffbestandteile zerfallen und auf diese Weise das lebenswichtige Säure-Base-Gleichgewicht in Körperflüssigkeiten steuern. (Die abgegebenen Wasserstoff-Ionen erhöhen dann die Azidität, den Säuregehalt). Der Wasserhaushalt in unserem Körper spielt also eine erhebliche Rolle.

Da unser Körper mit fortschreitendem Alter an Flüssigkeit verliert, ist es um so verhängnisvoller, wenn ohnehin schon Wassermangel besteht. Der Wasserbedarf liegt zwischen 2 ½ und 3 Liter pro Tag. Etwa die Hälfte davon müssen wir trinken, rund 40 % ist in unserer Nahrung enthalten, der Rest wird vom Stoffwechsel im Körper selbst erzeugt. Melonen, Eisbergsalat, Zucchini und andere Pflanzen enthalten z.B. 90 % Wasser.

Enzyme

Jede dieser Körperzellen ist eine geradezu unglaubliche Stoffwechselfabrik, in der es in jedem Augenblick zu Millionen und Milliarden chemischen Reaktionen kommt. Wir bestehen aus rund 70 Billionen Körperzellen, die Anzahl der täglichen chemischen Reaktionen ist also praktisch nicht berechenbar.

Jeder Gedanke, jede Bewegung, unser Blutfluss, das Wachstum, die Verdauung, unsere Triebe – alles ist Produkt zahlloser chemischer Vorgänge, die sämtlich von Enzymen gesteuert werden. Die Enzyme werden wiederum von Hormonen gesteuert – und diese vom Gehirn.

Damit es nirgendwo zu einer Stoffwechselentgleisung kommt, hat die Natur Hunderttausende von Rückkopplungssystemen eingebaut (Biochemiker sprechen von Feedback), welche die Enzyme und Hormone überwachen.

Ein Teil dieser chemischen Enzymreaktionen verbraucht Energie, ein anderer Teil liefert Energie. Wenn z.B. Proteine oder auch Fettstoffe oder andere Substanzen im Stoffwechsel aufgebaut werden, sprechen wir von Anabolismus. Wenn im Gegensatz dazu in der Körperzelle Moleküle abgebaut, Enzyme freigesetzt oder Abfallprodukte zerlegt werden, sprechen wir von Katabolismus. Oft sind in Körperzellen anabole und katabole Reaktionen miteinander verknüpft.

Wenn etwa ein bestimmter Eiweißkörper hergestellt werden soll, sind mehrere oder viele metabolische, also stoffwechselbezogene Enzymreaktionen notwendig, die nahezu mit Lichtgeschwindigkeit ablaufen. Ein Beispiel: Bei einer „Schrecksekunde" (z.B. einem Beinaheunfall auf der Autobahn) werden innerhalb von Zehntel- oder Hundertstelsekunden in rund 60 Millionen Nervenzellen aus dem Eiweißrohstoff Phenylalamin Streßhormone (z.B. Adrenalin) synthetisiert. Zwar produziert auch unser Nebennierenmark Adrenalin, doch erstens viel zu langsam, und zweitens ist sein Transport auf den viel zu langsamen Beförderungsweg der Blutbahn angewiesen. Der allerschnellste Signalweg hingegen ist das Nervensystem. Weil wir – und auch die Tiere – bei Gefahr in Bruchteilen von Sekunden reagieren müssen synthetisiert der Stoffwechsel in den Nervenzellen aus dem Rohstoff Phenylalamin in etwa zehn metabolischen Stufen das Wachhormon Adrenalin. Daran sind ein Dutzend Enzyme und zahlreiche Vitamine und Mineralstoffe beteiligt.

Interessant übrigens: Menschen, die ihr Nervensystem nicht mit den notwendigen Biostoffen versorgen, reagieren auf Schreck mit dem Ausstoß von Adrenalin direkt aus dem Nebennierenmark. Das macht zwar wach, aber auch ängstlich und defensiv. Menschen die auf Streß und Schreck euphorisch und angriffslustig reagieren, holen sich ihr Adrenalin aus dem Nervensystem – mit dem Glücklichmacher Noradrenalin eine wichtige Stoffwechselzwischenstufe.

So ein Enzym ist eine wunderliche Sache. Es ist zwar chemisch gesehen ein Protein, aber seine enzymatische Qualität, sein „Enzymleben", ist so unerklärlich wie das Leben selbst.
Rohkost enthält zahllose Enzyme. Bei 65 Grad Celsius werden jedoch alle Enzyme zerstört.

Zwischen 8 und 70 Prozent der Rohkost werden bereits von den darin enthaltenen Enzymen verdaut – da werden also überhaupt keine Enzyme der Bauchspeicheldrüse benötigt, was dieses sensible Organ enorm entlastet. Wenn wir jedoch nur Gekochtes, Erhitztes, Gebratenes, Gedünstetes usw. essen, muß unsere Bauchspeicheldrüse Schwerstarbeit leisten. Dies führt dann auch nicht selten zu Krankheiten der Bauchspeicheldrüse.

Unser Stoffwechsel kann nur dann funktionieren, wenn wir ihm – wie dies auch die Tiere in freier Natur tun – überreichlich Vitamine, Mineralien, Eiweiß, Glucose und hochwertige Fettsäuren zuführen, die ausschließlich in gesunder Mischkost enthalten sind (Salat, Rohkost, Gemüse, Obst, Vollkornprodukte, Eier, Milch, Käse, Fleisch, Fisch, Geflügel)

Hormone
Unser Gehirn ist unser Nervensystem – und damit unser gesamter Organismus – wird von Hormonen und Nervenpeptiden gesteuert und kontrolliert. Rund um den Hypothalamus (eine kleine Drüse im Zwischenhirn) konzentrieren sich in den Hirnregionen Hunderte unterschiedlicher, winzig kleiner Eiweißkörper (die Peptide). Sie nehmen abstrakte und andere Reizsignale auf und leiten sie an den Hypothalamus weiter, der daraufhin eine körperliche Reaktion veranlaßt.

Wenn uns irgendein Anblick in Jubel oder Begeisterung versetzt oder eine Nachricht Schrecken einjagt – stets müssen körperlose, abstrakte Signale in Stoffwechselreaktionen umgesetzt werden. Diese Verbindung getrennter Bereiche, von Seele und Körper, Gedanken und Organismus, zählt nach wie vor zu den ungelösten Rätseln der Natur und der Wissenschaft. Lediglich eines ist klar: Relaisstationen für diesen Übergang vom Psychischen ins Somatische sind die Nerven-Peptide. Sie veranlassen den Hypothalamus zur Ausscheidung sogenannter Releaser-Hormone in unendlich winzigen Mengen. Diese Hormonmoleküle dringen über ein Blutadersystem etwa zwei Zentimeter weit zur nicht einmal kirschkerngroßen Hirnanhangsdrüse vor und stimulieren sie zur Ausschüttung ihrer zehn verschiedenen Hormone ins Blut. Diese Hormone aktivieren die Schilddrüse, die Gonaden (Geschlechtsdrüsen, Hoden, Eierstöcke), die Nebennieren und andere hormonelle Regelkreise.

Dabei sind die Peptide oder Hormone (relativ gesehen) in ihrer Wirkung viel explosiver als etwa eine Atombombe. Sie haben nämlich die Gewalt über ein Milliardenheer von Botenstoffen in den Körperzellen. Dies hat die Natur so eingerichtet, weil es anders unmöglich wäre, mit einem Schlag so viele Hormonmoleküle über die Blutbahn zu den Körperzellen zu transportieren, um damit eine explosive Reaktion auszulösen.

Ein Beispiel: In einer „Schrecksekunde" brauchen Gehirn- und Nervenzellen gewaltige Mengen des Energiebrennstoffs Glukose, um hellwach und hochkonzentriert zu reagieren. Die Hormone, welche die Glukose-Moleküle aus ihren Glukose-Speichern in der Leber und in den Muskeln befreien (Adrenalin oder Glukagon), wären zu einem solchen Kraftakt allein niemals in der Lage. Deshalb stimulieren sie an der Leber- oder Muskelzelle ein Heer sogenannter zweiter Boten, die ihnen die Arbeit erleichtern. Auf diese Weise kann ein einziges Adrenalin- oder Glukagon-Molekül innerhalb einer Zentelsekunde 100 000 000 Glukose-Moleküle freisetzen. Weil bei Schreck und Streß Millionen und Milliarden solcher Adrenalin- oder Glukagon-Moleküle „zweite Boten" freisetzen, füllt sich das Blut in Sekundenschnelle mit Billiarden und Aberbilliarden Glukose-Molekülen. Die „feuern" ihren Brennstoff in rund 100 Milliarden Gehirn- und Nervenzellen ab. Die Wirkung ist, man fühlt sich hellwach und topfit. Dieses Beispiel zeigt, wie Streß, aber auch Kummer und Sorgen (= leiser Streß), Nährstoffe und Hormone frißt. Menschen, die unter Leistungsdruck stehen, unter Konflikten leiden und dabei ohnehin schlechte Nerven haben, müssen deshalb unbedingt ihre Hormone und Nerven-Peptide sowie Drüsen, von denen sie produziert werden, aufpäppeln.

Rund 400 Hormone und 1000 Peptide regeln den feinen, wohlgeordneten Kosmos unseres Hormonsystems. Seit es die neuen Analysegeräte gibt, werden jedes Jahr neue Hormone und Nervenpeptide entdeckt und unser geheimnisvolles

Hormonleben entschlüsselt sich in immer neuen, überraschenden Varianten. Entscheidend ist dabei, daß die meisten Hormone aus Aminosäuren aufgebaute Moleküleketten sind.

Weil unsere Psyche –die ja über unser Lebensglück entscheidet – so ein faszinierendes Forschungsgebiet darstellt, widmen sich Neurophysiologen oder Psychoendokrinologen mit wachsender Neugierde den winzigen Neuro-Molekülen, die uns Angst oder Freude vermitteln, uns krank oder gesund machen.

Nicht nur Gehirn und Geschlechtsdrüsen produzieren Hormone, sondern auch Bauchspeicheldrüse, Magen und Darm, die Nerven und sogar das Herz. Eine höchst leistungsfähige Hormonfabrik sind unsere Nebennieren, die jeweils dem oberen Pol beider Nieren anliegen. Ihre Rinde stellt eine Reihe wichtiger Hormone her, wie z.B. das entzündungshemmende Cortisol und die Geschlechtshormone Androgen und Östrogen. Für Frauen nach den Wechseljahren ist eine gesunde Nebennierenrinde besonders wichtig, weil diese nun ersatzweise für die Eierstöcke das Östrogen produzieren muß. Im Kern der Nebennieren, dem sogenannten Mark, wird das ganz andere Hormon Adrenalin hergestellt.
Dieser Stoff wirkt anregend und macht uns in Streßsituationen wach. Gerade unter Streß müssen deshalb die Nebennieren besonders gut mit Biostoffen versorgt werden, insbesondere mit Cholesterin, dem Rohstoff für die Steroid-Hormone der Rinden. Dabei fehlt es meist nicht an Cholesterin, viel eher an Stoffen, die das Cholesterin in den Drüsen verwertbar machen, wie z.B. die B-Vitamine, Cholin und Inositol oder die Omega-3-Fettsäuren in hochwertigen Pflanzenölen. Die Nebennierenrinde produziert normalerweise zwischen 15 und 30 Milligramm Cortisol innerhalb von 24 Stunden. Wer aber von früh bis spät im Streß ist, quält seinen Nebennierenrinden eine Überproduktion von bis zu 50 Milligramm Cortisol pro Tag ab. Dies wirkt sich verheerend aus, denn eine entgleiste Cortisol-Produktion stört das gesamte Hormon- und Peptid-System nachhaltig. Schlafstörungen oder Schlaflosigkeit ist das erste ernstzunehmende Symptom. Außer Cholesterin brauchen unsere Nebennieren Unmengen von Vitamin C für die Herstellung von Adrenalin, einem wichtigen Streßhormon. Deshalb drosselt ein Mangel von Cholesterin und Vitamin C die Leistungsfähigkeit der Nebennieren.

Unsere Drüsenhormone werden über das enorm verzweigte Transportnetz der Blutgefäße verschickt. Eine andere Art von Hormonen bzw. Neuro-Peptiden, die man als Elitegruppe unseres Hormonsystems bezeichnen kann: die sogenannten Neurotransmitter. Dies sind Nervenreiz- und –signalstoffe, die in Bläschen an Nerven- und Gehirnzellen entstehen und das Eilbotentransportnetz der Nervenbahnen benutzen.

Noch vor wenigen Jahren war die Rede von nur vier Neurotransmittern (nämlich Noradrenalin, Serotonin, Dopamin, und Acetylcholin), doch dann wurden schnell weitere entdeckt und außerdem noch Dutzende Nerven-Peptide als Neurotransmitter erkannt, nachdem festgestellt wurde, daß sie außer den Blutbahnen auch Nervenbahnen als Leitweg benutzen. Typisch für diese Art von Neurotransmittern ist z.B. das Peptid VIP (Vasoavtive Intestinal Polypeptide). Es ist unser Liebes- und Sex-Peptid, enthalten im Gewebe rund um den Hypothalamus und im Gewebe von Penis und Vagina (in einer Konzentration von nur 16 Millionstel Gramm pro Gramm Gewebe). Ein sexueller Reiz (zärtliches Wort, Anblick, Berührung) schießt über Nervengleise in Sekundenbruchteilen vom Gehirn in den Genitalbereich und löst dort Reaktionen aus. Über die Blutbahn würde ein solches Stimulans zwölf oder mehr Sekunden brauchen und wäre dementsprechend viel zu langsam.

Die meisten Neurotransmitter werden (weil sie schnell produziert werden müssen) aus nur einer einzigen Aminosäure hergestellt, also jeweils aus dem kleinsten Eiweißbaustein. Die Herstellung erfolgt in Windeseile über mehrere Stoffwechselstufen, und jedesmal werden viele Produktionsstoffe verbraucht, vorwiegend die Vitamine B6 und C, sowie die Spurenelemente Zink und Mangan. So entsteht aus dem Eiweißstoff Tryptophan das Schlafhormon Serotonin, aus Phenylalamin das Glückshormon Noradrenalin und das Gefühlshormon Dopamin. Der Neurotransmitter Acetylcholin, Garant für höchste Konzentration und ein Supergedächtnis, wird aus dem B-Vitamin Cholin hergestellt (wobei ein weiteres B-Vitamin, Folsäure und die Aminosäure Methionin benötigt werden.)
Mit diesen Biostoffen halten Sie Ihren Hormonhaushalt in Schwung.

Allergien

Die Allergien traten in diesem Ausmaß erst einige Jahre nach dem Krieg auf, zu einer Zeit, als immer mehr „Wohlstandsnahrung" auf den Markt kam – jede nur denkbare Form von Süßigkeiten, Lebensmittel mit Geschmacksverbesserern, Farbstoffen, Konservierungsmitteln und dann noch angereichert mit Pestiziden, Herbiziden, Hormonen und sonstigen Stoffen.

Was sollte der Organismus mit all den Verbrennungsrückständen machen, die er mangels passender Enzyme nicht mehr abbauen konnte ? Es blieb ihm nur die Möglichkeit, Schlacken und Gifte im Grundsystem (in der Matrix) abzulagern. Das kann nur eine beschränkte Zeit gut gehen, bis dann die Regulationsfähigkeit des Organismus eingeschränkt, oder in einigen Bereichen sogar ganz aufgehoben wird. Die eingetretene „Starre" ist die Ursache für die Chronifizierung von Krankheiten.

Entzündungen heilen nicht mehr auf natürliche Weise aus und werden zum Krankheitsherd. Davon können sich im Laufe der Zeit einige etablieren, die eine erhebliche Belastung für das Immunsystem darstellen, da auf diese Weise Kapazität gebunden wird.

„Dauerstreß" ist die Summe aller Belastungsfaktoren. Darunter ist zu verstehen: Schwermetalle, Impfschäden, Erbbelastungen, Erdstrahlenbelastungen, elektromagnetische Belastungen, Mikrowellen, Radarwellen, psychische Probleme, chronische Störfelder, Umweltbelastungen allgemein, Fehlernährung, Viren, Bakterien, Pilze, Parasiten.
Alle diese Belastungsfaktoren verkörpern das gesamte Krankheitspotential, das den Weg für die individuelle Krankheit ebnet. Wie viele von den Dauerstreßfaktoren im Einzelfall verkraftet werden, hängt von der jeweiligen Konstitution des betroffenen Menschen ab. Hier spielt auch die psychische Verfassung eine große Rolle. Je nachdem „wie gut man drauf ist", kann an einem Tag mehr verkraftet werden, am anderen weniger.

Das Konzept des Therapieansatzes ist möglichst viele dieser Dauerstreßfaktoren auszuschalten, soweit dies möglich und vom Aufwand her vertretbar ist. Dies entlastet das Immunsystem. Die Regulationsfähigkeit wird verbessert und damit auch die Stoffwechselanpassung des Gewebes. Das Gesamtkonzept geht nun in Richtung Entgiftung und intensivste Leber- und Nierenreinigung.
Die Konstitution des Patienten wird in einer besonderen Eigenbluttherapie der Hochpotenzreihe gestärkt um einerseits mit den Belastungen besser fertig zu werden, andererseits aber auch bessere Voraussetzung für evtl. erforderliche weitere Behandlungen zu schaffen.

Etwa die Hälfte der gesamten Bevölkerung leidet unter irgendeiner Form von Allergie. Zwischen 11 % und 22 % haben eine ernste Allergie, die den Patienten im normalen Leben stark behindert. Asthma und Heuschnupfen stehen in Bezug auf Häufigkeit bereits an dritter Stelle der chronischen Erkrankungen

Schwermetalle stehen in einem direkten Zusammenhang mit speziellen Allergien wie:
- hohe Kadmiumwerte mit Weizenallergie
- hohe Quecksilberwerte mit Milchallergie
- hohe Kupferwerte mit Hausstauballergie
- hohe Bleiwerte mit Allergien auf Tierepithelien

Mykosen im HNO-Bereich mit chronischem Verlauf führen meist zu Pollenallergien.

Neben den bereits genannten Allergien, gibt es noch die „maskierten" Allergien. Die Symptome sind äußerst vielfältig und werden deshalb meist verkannt. Solche Symptome können sein: Angstzustände, Atemnot, Augenschmerzen, Bauchschmerzen, Brustschmerzen, Genitaljuckreiz, geschwollene Lider, Gewichts-störungen, häufiges Räuspern, Hitzegefühl, Panikreaktionen, Polypen, Schlaflosigkeit, steifer Hals, Verstopfung und vieles mehr.

Mütter, deren Kinder im Säuglingsalter Milchschorf hatten, berichten meist – „mit der Zeit hat sich diese Unverträglichkeit gegeben". Es hat sich nicht erledigt, der Säugling hat sich daran gewöhnt und das Symptom „Milchschorf" hat sich in ein anderes Symptom, wie z.B. Bauchschmerzen verwandelt.

Sollten Sie den Verdacht einer Allergie auf ein Nahrungsmittel haben, so können Sie den Pulstest nach Dr. Coca durchführen:
Messen Sie zunächst den Puls am Handgelenk – angenommen dieser beträgt 80 Pulsschläge pro Minute – nun essen, oder trinken Sie ein wenig von dem „verdächtigen" Nahrungsmittel und - messen nach 2 bis 5 Minuten den Puls erneut, so darf sich dieser nur 20 % auf maximal 96 Pulsschläge erhöht haben. Ist der Puls pro Minute höher als 96 Pulsschläge, so ist dies der Beweis, daß Sie auf dieses Nahrungsmittel allergisch reagieren!

Bei Menschen, die an einer „universellen" Allergie leiden, die also gegen „alles" allergisch sind, finden sich häufig verstopfte Gallengänge und Parasiten in der Leber.
Manchmal gelingt es dem Körper , diese aus eigener Kraft abzutöten. Sie ergießen sich dann wie ein Sturzbach durch den Darm. Im Wasser der Toilette zerplatzen sie und entlassen ihre ansteckenden Eier in kleinen schwarzen Fäden. Weil diese das Aussehen von Haaren haben, glauben Sie vielleicht, „etwas mit schwarzen haarigen Beinen" ausgeschieden zu haben. Hierbei handelt es sich jedoch um zerplatzte Egel. Warum manche Menschen von diesen Egeln geradezu überschwemmt werden, ist nicht klar.
Töten Sie diese Egel mit der Parasitenkur oder dem Zapper, meiden Sie verschimmelte Nahrungsmittel, führen Sie eine Zahnsanierung durch, beenden Sie die chronische Salmonelleninfektion, und reinigen Sie Ihre Nieren und Leber mit den Reinigungskuren. Eliminieren Sie Propylalkohol und Benzol.

Wenn in der Leber Egel anwesend sind, behindern sie das Organ bei seiner wichtigsten Aufgabe, nämlich der Entgiftung aller Speisen und Chemikalien, die in Ihren Körper gelangen.

Verschiedene Regionen der Leber haben verschiedene Aufgaben. Ein Teil entgiftet Kunststoffe und Lösungsmittel, ein anderer Parfums, wieder ein anderer Druckerschwärze usw. In Nahrungsmitteln befinden sich immer natürliche Chemikalien, die entgiftet werden müssen. Durch abwechslungsreiche Ernährung kann man eine Überlastung der körpereigenen Entgiftungsmechanismen vorbeugen. Dies ist möglicherweise auch der Grund, warum man immer wieder Appetit auf andere Speise verspürt. Wir „wissen" irgendwie, wann wir dieselbe Speise wieder essen können.

Jegliche Verstopfung der Gallengänge hemmt den Gallenfluß. Dadurch baut sich in diesem Teil der Leber ein Gegendruck auf, so daß weniger Galle erzeugt wird. Das Gallengangsystem ist ein riesiges, weit verzweigtes Netz. Betrachten Sie sich doch einmal ein Stück Leber, wie „faserig" diese aussieht. Diese „Fasern" sind Gallengänge. Ist einer davon verstopft, so können andere seine Aufgabe übernehmen, Wenn jedoch ein ganzer Abschnitt der Leber blockiert ist, so kann diese ganze Gruppe von Chemikalien nicht mehr entgiftet werden. Sie müssen folgerichtig vermeiden diese Chemikalie weiter zu sich zu nehmen. Da Sie dies aber nicht wissen, werden Sie weiterhin diese Chemikalie zu sich nehmen. Diese Substanzen werden dann im ganzen Körper verteilt und von verschiedenen Organen aufgenommen.

Das Gehirn besitzt einen speziellen Schutz, die sogenannte Blut-Hirn-Schranke. Diese kann jedoch von Parasiten durchbrochen werden. Dann ist die Bahn frei für Chemikalien, Beryllium, Kerosin oder Benzin, die sich leicht dort festsetzen.

Die Leber ist ein vielseitiges Organ. Sie kann sich vollständig regenerieren, aber nur dann, wenn dies nicht durch Schimmel in der Nahrung behindert wird.

Allergien stehen in engem Zusammenhang mit der Psyche. Zugrunde liegen, wie übrigens bei vielen Krankheiten, ein ungelöster seelischer Konflikt aus der Vergangenheit oder der Gegenwart.

In einer stattlichen Anzahl von Fällen konnten auf diesem Wege Allergien innerhalb kürzester Zeit für immer beseitigt werden. Die angewandten Therapien sind: Neurolinguistisches Programmieren, Partielle Rückführung und Psycho-Kinesiologie.

In einem späteren Kapitel werden diese Therapien näher erklärt.

Ernährung

Hippokrates soll gesagt haben: "Laßt eure Arzneien eure Nahrungsmittel sein und eure Nahrungsmittel eure Medizin". Wie Recht er hatte scheinen neuere Forschungsergebnisse von Dr. Peter und Dr. James D'Adamo, Seattle zu beweisen. Nahrungsmittel-Lectine reagieren auf bestimmte Blutgruppen sehr unterschiedlich. An Lectinen geht kaum ein Weg vorbei. Schließlich kommen Lectine in großer Zahl in Hülsenfrüchten, Fischen und Meeresfrüchten, Getreide und Gemüse vor.

Das Entscheidende ist, die Lectine zu meiden, die die besonderen Zellen, die durch die Blutgruppe konstituiert werden, zusammenballen.

So verbindet sich das Gluten des Weizens und anderer Getreidearten mit der Schleimhaut des Dünndarms und ruft bei manchen Menschen - insbesondere bei Menschen der Blutgruppe 0 – Entzündungen und schmerzhafte Reizungen hervor. Zwischen den einzelnen Lectinen besteht je nach Ursprung große Unterschiede. So hat das Lectin, das man im Weizen findet eine andere Gestalt und geht andere biochemische Verbindungen als das Lectin der Sojabohne. Deshalb schadet jedes dieser Nahrungsmittel manchen Personen, die einer bestimmten Blutgruppe angehören, während es Personen mit einer anderen Blutgruppe nützt.

Das Nervengewebe reagiert auf die agglutinierende (verklumpende) Wirkung der Lebensmittel-Lectine meist sehr empfindlich. Das erklärt möglicherweise, warum einige Forscher der Ansicht sind, daß bestimmte Ernährungsweisen zur Vermeidung von Allergien bei der Behandlung bestimmter Formen von Nervenerkrankungen, z.B. Hyperaktivität, von Nutzen sein können.

Der Nachweis dieser Forschungsarbeit wurde durch den einfach durchzuführenden Indikan-Test mit Urin erbracht. Dieser Test wurde in den letzten fünfzig Jahren, oft verwendet, dann aber in den meistens Labors als altmodisch ausrangiert. Der Indikan-Test mißt einen Faktor mit dem Namen Darmfäulnis. Wenn die Leber und der Darm die Eiweißkörper (Proteine) nicht richtig umwandeln, produzieren sie toxische (giftige) Nebenprodukte, die man als Indole bezeichnet. Die Konzentration dieser giftigen Nebenprodukte im Blut wird auf der Indikan-Skala angezeigt. Das bedeutet, daß ein für diesen Menschen dieser Blutgruppe als giftig eingestuftes Nahrungsmittel, das in den Organismus gelangt, eine 90 mal höher Wirkung hat, als bei jemandem, bei dem dasselbe Nahrungsmittel nicht giftig wirkt.

Über den Haaranalyse-Resonanztest lassen sich diese Störungen jedoch ebenfalls feststellen.

Normalerweise hat ein Mensch, der von dieser Diät noch nichts weiß, einen Wert von 2 ½ auf der Skala – das ist auf jeden Fall ausreichend, um auf eine Störung im Organismus hinzuweisen. Wenn sich nun diese Person nur zwei Wochen lang streng an die Blutgruppendiät hält, fällt der Wert auf der Indikan-Skala auf 1 oder 0.

Umweltgifte

Die Bürger fühlen sich mittlerweile von den meisten Wissenschaftlern und Politikern verlassen. Vor allem ist es unverständlich, daß das Vorsorgeprinzip wieder einmal nicht greift. Die Betroffenen sind es, die nachweisen müssen, daß eine Strahlung, ein Holzschutzmittel, ein Pflanzenschutzmittel, ein Lösungsmittel, Abgase von Autos oder Flugzeugen, Mülldeponien, Nahrungsmittelzusatzstoffe oder anderer Chemikalien, bei ihnen Allergien auslösen, oder krank machen bis hin zur Krebsentstehung. Dies ist aus Kostengründen fast nicht möglich, da Gutachten auftauchen, die ganz entgegengesetzte Ergebnisse nachzuweisen scheinen.

In der Tat scheint es zu jeder Untersuchung eine Gegenuntersuchung zu geben, die mit entsprechenden Ergebnissen aufwartet und so den Verbraucher verwirrt und überfordert. "Wissenschaftlich noch nicht endgültig bewiesen", heißt es meist in den Gegendarstellungen bei ungenehmen Forschungsergebnissen. Umweltschützer fühlen sich dabei gelegentlich an die Taktik der Zigarettenhersteller erinnert, von denen heute noch einige behaupten, wissenschaftlich sei die gesundheitliche Gefährdung durch das Rauchen noch nicht bewiesen.

Mehr als 30 Millionen Menschen in Deutschland leiden zeitweise oder ständig an Allergien.

Der Deutsche Allergie- und Asthmabund beklagt, daß die allergischen Krankheiten noch weiter zunehmen. Vor allem Kinder sind zunehmend betroffen. In den letzten Jahren hat sich ihre Zahl mehr als verzehnfacht. Es ist besorgniserregend, daß in den entwickelten Ländern die Todesfälle durch Asthma stetig steigt.

Vor einem Öko-Kolaps warnt die Deutsche Gesellschaft für Umwelt- und Humantoxikologie.

Die wachsende Zahl von Erkrankungen sei Ausdruck einer stetig zunehmenden Ansammlung von Schadstoffen im Körper. Durch eine schleichende Vergiftung durch die allgegenwärtigen Schadstoffe in Luft, Wasser und Nahrungsmitteln würden das Immun-, das Nervensystem und der Hormonhaushalt angegriffen. Die Folgen sind eine Vielzahl unterschiedlichster Symptome, die von der Dauer der Einwirkung, der Konzentration des Giftes und der individuellen Empfindlichkeit jedes Menschen abhängt.

Wie immer die Gegenseite redet von Panikmache und einem kleinen Personenkreis besonders empfindlicher Menschen, die auf z.B. Pollen reagieren, aber nicht auf Schadstoffe.

Bei allen gravierenden Unterschieden in den Standpunkten der befragten Experten wird bald deutlich: kaum jemand bestreitet, daß Kinder in fast allen Bereichen empfindlicher auf Umweltschadstoffe reagieren als Erwachsene. Als Faustregel gilt zweieinhalb- bis dreimal so empfindlich wie Erwachsene. Das liegt daran, daß ihre Körper im Verhältnis zum Gewicht mehr Außenfläche haben als die von Erwachsenen, kleinere Organe haben, die schneller „arbeiten". Im einzelnen gibt es folgende, wesentliche Unterschiede, die für die Empfindlichkeit des kindlichen Organismus verantwortlich sind. Es ist eine Liste, deren Länge zeigt, wie schwer das Problem wiegt:

Im Verhältnis zu ihrem Körpergewicht ist die Hautoberfläche bei Kindern etwa zweieinhalb mal so groß wie bei Erwachsenen. Die Konzentration der über die hautaufgenommenen Schadstoffe ist daher größer. Gleiches gilt für die Oberflächen von Lunge und Magen-Darm-Trakt und die auf diesem Weg aufgenommenen Schadstoffe.

Der Sauerstoffbedarf von Kindern ist, in Relation zu ihrem Gewicht, höher als der von Erwachsenen. Kinder atmen schneller, nehmen also mehr Schadstoffe über die Lunge auf. Dazu kommt, daß Auspuffrohre, besonders von Lkws, ihre Abgase auf „Kindernasenhöhe" ausstoßen. Auch andere Schadstoffe konzentrieren sich am Boden. Kinder atmen also insgesamt mehr Schadstoffe ein.

Der Stoffwechsel von Kindern arbeitet schneller als der von Erwachsenen. Außerdem ist die Durchlässigkeit ihrer Magen- und Darmwände größer. Dadurch nehmen Kinder die Schadstoffe aus ihrer Nahrung schneller und effizienter auf.

Sind die Chemikalien erst einmal im Körper eines Kindes, können sie dort mehr Schaden anrichten als bei einem Erwachsenen. Das hat folgende Ursachen:

Das Immunsystem ist bei Kindern vor allem in den ersten Lebensjahren noch nicht völlig ausgebildet. Es kann daher leichter geschädigt werden und Infektionen können den Körper leichter angreifen.

Nervenzellen sind bei Kindern schlechter abgeschirmt als bei Erwachsenen, da die Blut-Hirn-Schranke erst im Laufe der Jahre ausgebildet wird. Daher reagieren Kinder empfindlicher auf Schadstoffe (wie z.B. Schwermetalle), die das Nervensystem schädigen.

Weil sich die Körperzellen von Kindern im Wachstum noch sehr häufig teilen, sind sie empfindlicher gegenüber krebserregender Stoffe, die die Zellen schädigen. Außerdem hat jede Zelle, ebenso wie der ganze Organismus, bei Kindern eine verhältnismäßig größere Oberfläche und kann daher mehr Schadstoffe aufnehmen.

Die körpereigenen Entgiftungsmechanismen, die bei Erwachsenen zur Ausscheidung von Giften führen, funktionieren bei Kindern noch nicht so gut. Erstens, weil die dazu notwendigen Enzyme noch kaum vorhanden sind, zweitens, weil die Proteine im Blut von Kindern kaum Schadstoffe binden können und drittens, weil Leber und Nieren (die körpereigenen „Schadstoffilter") erst im Laufe der Jahre ihre volle Leistungsfähigkeit entwickeln.

Positiv ist für Kinder bei allen „Nachteilen", die sie umweltmedizinisch gegenüber Erwachsenen haben, ihr Wachstum. Stoppt die Giftzufuhr, dann werden die eingelagerten Schadstoffe sozusagen „verdünnt" und damit relativ ungefährlich.

Genaue Zahlen wie viele Kinder in Deutschland an Umweltbelastungen erkranken, habe ich nicht gefunden. Fast überall wird die Zunahme der sogenannten „atopischen Krankheiten" bei Kindern beschrieben. Diese Krankheiten hängen mit einer Überempfindlichkeit des Immunsystems zusammen. Neurodermitis, Asthma und Heuschnupfen gehören dazu.
Der Allergie- und Asthmabund spricht von einem Anstieg um den Faktor 10.

Zu untersuchen gäbe es noch z.B.: Was hat es mit der Unfruchtbarkeit von Frauen und Männern auf sich, die giftigen Chemikalien ausgesetzt wurden ? Was haben Müllverbrennungsanlagen mit dem plötzlichen Kindtod zu tun ? Welche ganz praktische Hilfen gibt es, wenn man sich von Umweltgiften bedroht und krank fühlt ?

Der Haaranalyse-Resonanztest versucht hierzu seinen Beitrag zu leisten, zwar nur in bescheidenem Rahmen, denn die Schadstoffe verschwinden nicht, man kann nur lernen ein bißchen besser damit umzugehen und sie evtl. auf ein Minimum zu reduzieren.

Über den Haaranalyse-Resonanztest werden nach folgenden Umweltgiften gesucht:

-   Insektizide (Insektenschutz)
-   Alkylophosphate (Entschäumer, Waschmittel)
-   Pyretroide
-   Fungizide (Pilzgifte, Holzschutz)
-   Herbizide (Pflanzenschutz)
-   Holzschutzmittel
-   Alkane (Wachskerzen)
-   Aromaten (Losungsmittel)
-   Halogenverbindungen (Lösungsmittel, Lacke)
-   Terpene (Gummi)
-   Kunststoff-Monomere (Kunststoffe)
-   Policystische Aromatische Kohlenwasserstoffe (Desinfektionsmittel, Trafos, Kleidung)
-   TBTO

- Chlorbenzole
- Nitroaromaten
- Metalle
- Sonstige Stoffe
- ebenso die nachfolgenden Schadstoffe in Innenräumen /Außenbereich

Schadstoffe in Innenräumen

PCB
Die Stoffgruppe der polychlorierten Biphenyle (PCB) umfaßt 209 Substanzen.
Für den technischen Gebrauch wurden die PCBs zur Vereinfachung durchnummeriert. Sie werden jedoch stets als Gemische eingesetzt. PCBs fanden vielseitige Verwendungen, z.B. als Transformatoren- und Hydrauliköle. Zwischen 1965 und 1975 wurden sie in dauerelastischen Dichtungsmassen zwischen Betonfertigbauteilen, bei Fenstern und Türen sowie im Sanitärbereich als Weichmacher eingesetzt. Ältere elektronische Bauteile, wie Starter von Leuchtstoffröhren können PCB freisetzen. 1978 wurde der Einsatz von PCB in der Bundesrepublik Deutschland verboten.
PCB reichern sich über die Nahrungskette im menschlichen Fettgewebe an. Chronische PCB-Belastungen führen zu Gewichtsverlust, Störungen des Immunsystems, Erbgutveränderungen und Entwicklungsstörungen bei Kindern. PCB stehen im Verdacht krebserregend zu sein. Die Giftigkeit der sogenannten planaren PCBs sind ähnlich einzuschätzen wie die Dioxine, da sie eine ähnlich chemische Struktur besitzen.

Hausstaubmilben
Die meisten Hausstaubmilbenallergien werden von Staubmilben bzw. deren Kot verursacht. Hausstaubmilben gehören zu den Spinnentieren und können mit dem bloßen Auge nicht erkannt werden. Sie ernähren sich von abgelösten Hautschuppen, abgestorbenen Insekten oder kleinen Speiseresten und halten sich vor allem in Matratzen, Bettzeug, Teppichböden und Polstermöbeln auf. Die Symptome einer Hausstaubmilbenallergie können vom allergischen Schnupfen bis hin zu Asthma reichen.

Radon
Radon ist ein radioaktives Edelgas. Es entsteht im Erdreich und in mineralischen Baustoffen beim radioaktiven Zerfall von natürlichem Radium. Ein Teil des eingeatmeten Radons löst sich in der Körperflüssigkeit und verteilt sich über den ganzen Organismus. Radon ist nach dem Rauchen die häufigste Ursache für Lungenkrebs. Die vorwiegende Quelle für Radon ist der das Haus umgebende

Boden. Das Radon kann beispielsweise durch undichte Fundamente oder Fugen an Leitungen in das Haus eindringen.

Fasern

Zu den kritischen Fasern im Wohnbereich gehören Asbest-, Mineral- und Glasfasern. Glas- und Mineralfasern werden vor allem in Bereichen der Wärmedämmung als Glas- und Steinwolle eingesetzt. Asbestprodukte fanden u.a. Anwendung in Form von Asbestdichtungen, Alektroprodukten wie Nachtspeicheröfen, Fassadenverkleidungen, Trinkwasserrohren oder wurden als Spritzasbest zum Brandschutz eingesetzt. Fasern wie Asbest sind nicht aufgrund ihrer chemischen Zusammensetzung gefährlich, sondern wegen ihrer faserförmigen Beschaffenheit. Haben diese Fasern einen Durchmesser von weniger als einem Tausendstel Millimeter, gelangen sie über die Atemluft in den Körper und bohren sich in das Lungengewebe, wo sie nach ca. 30 Jahren Krebs der Atemorgane auslösen können.

Schimmelpilze

Schimmelpilze verbreiten sich über Sporen, die mit dem Staub über die Luft transportiert werden. Wenn diese Sporen in Verbindung mit Feuchtigkeit und Wärme einen geeigneten Nährboden finden, dann keimen sie und es entwickeln sich Pilzgeflechte. Nährböden für Schimmel sind organische Stoffe, wie Holz, Staub, Tapeten oder Tapetenkleister. Selbst auf Beton kann Schimmel gedeihen.
Hierzu zählen Allergien, die von Pilzsporen ausgelöst werden, wie auch Beeinträchtigung der Atemwege oder des zentralen Nervensystems, die durch Pilzgifte hervorgerufen werden können.

Leichtflüchtige organische Lösemittel (VOC)

Organische Lösemittel finden sich z.B. in Lacken, Klebstoffen, Sprays, Reinigungsmitteln, Bürochemikalien. Chlorierte Kohlenwasserstoffe werden als Lösungsmittel- oder Reinigungsmittel eingesetzt. Beim Bauen und Renovieren werden große Mengen von Lacken, Farben und Klebstoffen verwendet. Damit werden Lösemittel im Wohnbereich freigesetzt und können auf den Menschen einwirken. Häufig gelangen Lösemittel durch Einatmen der Dämpfe in den Organismus.
Organische Lösemittel wie Benzol, Xylol und Toloul lösen sich ausgezeichnet in Fetten und fettähnlichen Substanzen. Daher durchdringen sie leicht die Membranen oder Lungenzellen und werden vom Blut aufgenommen. Sie gelangen ins Gehirn, lähmen dort wichtige Funktionen des zentralen Nervensystems und wirken narkotisierend. Folgen davon sind Kopfschmerzen, Benommenheit, Mattigkeit, Übelkeit und Schwindel. Chronische Einwirkungen können krebsauslösend sein

und irreversible (nicht zu reparierende) Schäden an Leber, Nieren und Nerven hervorrufen.

Formaldehyd

Formaldehyd dient als Ausgangsstoff für Kunstharze und Leim. Weitere Anwendungen finden diese Harze bei der „Textilveredelung". Da Formaldehyd Mikroorganismen wie Bakterien, Pilze und Viren abtötet, wird er auch als Konservierungsstoff und Desinfektionsmittel eingesetzt.

Leim von Holzwerkstoffen wie z.B. Span-, Sperrholz- und Tischlerplatten besteht meist aus Formaldehydverbindungen. Durch die Luftfeuchtigkeit wird aus diesen wieder Formaldehyd freigesetzt. Dieser Vorgang hält an, solange noch Leim vorhanden ist, der die Spanplatte zusammenhält. Auch nach Jahrzehnten können die Abgasungen aus Spanplatten noch dem vom BGA festgesetzten Richtwert überschreiten. Häufig sind Spanplatten im Wohnbereich gar nicht sichtbar. Sie sind in Fertighäusern, Wandelementen, hinter Tapeten, bei Möbeln oder Holzverkleidungen, hinter einem Furnier oder als Fußbodenplatten unter dem Teppichboden verborgen. Die Menge an freigesetztem Formaldehyd hängt von der Qualität der Spanplatte, der Wirksamkeit ihrer Beschichtung, sowie von der Temperatur und der Luftfeuchtigkeit ab. Obwohl die heute verkauften Spanplatten der Klassifizierung E1 (formaldhydarm)genügen, kann es in Fertighäusern oder dicht möblierten Räumen (auch in Wohnwagen und Caravans) zu erheblich höheren Konzentrationen kommen, als durch die Klassifizierung zu erwarten wäre. Bis Mitte der 80er Jahre wurden zur Wärmedämmung sogenannte UF-Ortschäume verwendet. Formaldehydhaltige Mischungen wurden in Mauernhohlräume oder unters Dach gepreßt. Aus diesen kann jahrelang Formaldehyd ausgasen.

Formaldehyd wird auch bei der Herstellung von säurehärtenden Kunststofflacken (SH-Lacken) verwendet. Der Großteil dieser Lacke wird für Beschichtungsfolien im Möbelbau und für die Oberflächenversiegelung von Parkettböden gebraucht.

Formaldehyd wird über die Haut, den Verdauungstrakt und über die Atemwege aufgenommen. Es ist zellschädigend, erbgutschädigend und wirkt neurotoxisch (Nervengift). Formaldehyd kann im Wohnbereich akut giftige Wirkung haben. Dies äußert sich hauptsächlich in Reizerscheinungen der Schleimhäute, die nach einer Beendigung der Belastungen abklingen. Chronische Einwirkungen können zu Kopfschmerzen, Konzentrationsstörungen, Abgespanntheit, Nervosität und Gereiztheit führen. Diese Symptome werden oft als psychosomatische Beschwerden gedeutet und eine Formaldehydbelastung kaum in Betracht gezogen. Die Einwirkungen höherer Konzentrationen kann zu einer Sensibilisierung führen. Beschwerden können danach schon bei geringen Konzentrationen auftreten.

Holzschutzmittel

In den 70er Jahren wurde massiv Werbung für die Anwendung von Holzschutzmitteln gemacht. Obwohl chemischer Holzschutz in Innenräumen unnötig ist, da Schädlingsbefall in Innenräumen wegen der geringen Holzfeuchtigkeit in der Regel nicht vorkommt, beschwor die Werbung eine Schar von Holzwürmern herauf, die sich über alles Holz in der Wohnung hermachen. Ihnen könne nur mit einer chemischen Keule Einhalt geboten werden. Warnhinweise zu möglichen Gefahren waren auf den Produkten entweder unzureichend oder nicht vorhanden. Mittlerweile ist diese Praxis der Gegenstand eines der größten Umweltstrafprozesse in der Bundesrepublik Deutschland geworden.

Lindan und PCB

Aufgrund seines breiten Wirkungsspektrums wurde PCP (Pentachlorphenol) als Pestizid gegen Bakterien, Pilze und Hausschwamm eingesetzt. Es wurde überwiegend in Holzschutzmitteln verwendet, aber auch in der Leder- und Textilindustrie (z.B. in Zeltstoffen, Markisen und Teppichen).

Herstellungsbedingt ist PCP mit Dioxinen belastet. Wenn PCP nachgewiesen wird, ist davon auszugehen, daß auch Dioxine vorhanden sind. Dioxine stellen wegen ihrer extremen Giftigkeit eine ernste Gefährdung für Mensch und Umwelt dar.

PCP wurde bis Mitte der 80iger Jahr verwendet. 1989 wurden Herstellung, Verkauf und Verwendung PCP-haltiger Erzeugnisse in der Bundesrepublik Deutschland verboten. Durch Importe können trotzdem PCP-haltige Produkte zu uns gelangen, da in vielen Staaten – auch in der EU – die Anwendung noch erlaubt ist.

In Holzschutzmitteln wurde PCP meist in Verbindung mit dem Insektizid Lindan verwendet. Lindan wird ebenso wie PCP über die Atmungsorgane, die Haut und die Nahrung aufgenommen. Es reichert sich in Muttermilch, Blutplasma, Körperfett und im zentralen Nervengewebe an. Knochenmarkschädigungen durch Lindan waren in der ehemaligen DDR als Berufskrankheit anerkannt.

Pyrethroide

Pyrethroide sind synthetische Abkömmlinge des Pyrethrums, eines natürlichen Insektizids, das aus Chrysantemenblüten gewonnen wird. Pyrethroide wurden deshalb als „Bio-Insektizid" eingeführt und vermarktet. Da das Naturprodukt Pyrethrum schnell abbaubar ist, wurde an seiner chemischen Struktur so lange manipuliert, bis es länger und besser wirkte. Die so entstandenen Abkömmlinge, die Pyrethroide, reichern sich im menschlichen Organismus an und können bleibende Gesundheitsschäden hervorrufen.

Die Haupteinsatzgebiete sind Schädlingsbekämpfung, Textil- und Holzschutz. Da von den Herstellern mit Begriffen wie „Bio" oder „völlig ungiftig" geworben wurde, wenden Verbraucher diese Produkte arglos an. Schädlingsbekämpfung mit

Pyrethroiden kann behandelte Räume jahrelang belasten. Besonders hohe Wirkstoffmengen werden aus Elektroverdampfern und bei der gewerblichen Schädlingsbekämpfungen freigesetzt.

Wollteppich werden häufig „mottenecht" ausgestattet oder „eulanisiert". Dies schreibt das Wollsiegel für Teppiche vor. Hierfür werden häufig Pyrethroide verwendet. Je nach Alter und Behandlungsmengen können große Pyrethroidmengen freigesetzt werden. Die Verwendung von Pyrethroiden wird häufig nicht angegeben. Chronische Pyrethroidvergiftungen äußern sich meist in Beeinträchtigung des Nervensystems. Diese reichen von Konzentrations- und Gedächtnisstörungen über allgemeine Leistungsminderung bis hin zur Arbeitsunfähigkeit.

Weichmacher

Damit Kunststoffe flexibel sind und besser verarbeitet werden können, werden sogenannte Weichmacher beigemischt. Besonders PVC(Vinyl)-Produkte enthalten viele Weichmacher. Die Auswahl der im Haushalt verwendeten PVC-Materialien ist groß: Fußbodenbeläge, Tapeten, PVC-Weichprofile, Elektrokabel, Duschvorhänge, Tischdecken, Kunstleder usw.

Häufig werden Phthalate als Weichmacher eingesetzt. Diese werden vom Organismus über die Luft und belasteten Staub eingenommen. Langfristige Einwirkungen können beim Menschen zentralnervöse Schädigungen, Störungen des Immunsystems und der Fortpflanzung hervorrufen. Einige der Phthalate stehen im Verdacht krebserregend zu sein.

Worauf Sie achten sollten, bei:

schönen, wertvollen Teppichen und Antiquitäten:
Motten- bzw. Holzschutzmittel (u.a. Pyrethroide, Lindan, PCP)

Parkett, Tapeten, Gardinen, Übergardinen, Couchgarnitur:
Kleber, Imprägnierungen, Polsterschäume (u.a. Lösemittel, Isocyanate, Styrol, Formaldehyd, Chromate, Phtalate, PCB, und die gesamte Palette von Flamm-schutzmitteln)

Auslegeware, Matratzen, Kissen, Decken:
Kleber, Schäume, Mottenschutz, Imprägnierung (u.a. Lösemittel Phtalate, Chlor, Polycyclische Aromate, Lindan)

Neues Mobilar:
Holzschutzmittel, Kleber (u.a. Terpene, Formaldehyd, Lösemittel)

Küche, Bad und Keller:
Reinigungsmittel, Abdichtungsmassen, Schimmel (u.a. PCB, Chlorverbindungen, Formaldehyd, Lösemittel, Pyrethroide und jede Art der Aflatoxine)

Garten und Sauna, Schwimmbad:
Pestizide, Fungizide (u.a. Pyrethroide, Lindan, Chlorverbindungen)

Kleidung und Hygieneartikel:
Pelze und nicht waschbare Kleidung, Parfums (u.a. Biozide, PAKs, Isopropyl, Methanol, Benzol, Toluol, Xylol, Pyrethroid, PER)

Schadstoffe im Außenbereich

Vorsicht Benzol und Toluol !
Eine der wichtigsten Quellen von Benzol ist bleifreies Benzin, Kerosin und Zigarettenrauch. Benzolwerte sind in der Nähe von Tankstellen stark erhöht. Da Benzol lipophil ist, d.h. es bindet sich an Fett, sollte man vermeiden, fettige Sachen an Tankstellen zu kaufen oder zu verzehren.
Zigarettenrauch enthält bekanntlich hunderte von krebserregenden Substanzen, eine gehörige Menge von Benzol ist nur eine davon.

Was übrigens in Druckereien und vielen Zeitungen so aromatisch stinkt, ist ein weiterer Aromat, nämlich das giftige Lösungsmittel Toluol.
Am besten die Zeitung etwas ausstinken lassen !

Strahlenbelastungen

Erdstrahlen
Bei jeder Erkrankung oder Beeinträchtigung des Wohlbefindens, die sich trotz zahlreicher Besuche beim Arzt oder Heilpraktiker „in die Länge zieht", ist an Erdstrahlen als mögliche Ursache zu denken. Seit über 60 Jahren sind die Gefahren geopathischer Zonen durch die Forschung des Freiherrn von Pohl bekannt. Das mögliche Störungsspektrum kann sehr vielschichtig sein, und die Reaktionen auf die Störung ist von Mensch zu Mensch verschieden. Das Phänomen der Erdstrahlen ist zwar inzwischen eindeutig wissenschaftlich belegt, wirklich erklärbar ist es jedoch noch lange nicht.
Die Erde ist mit einem komplexen Netz von Energiefeldern überzogen. Diese entstehen durch Wasseradern, Verwerfungen und verschiedenen Gitternetzen. Wasseradern befinden sich unter der Erde und verändern durch ihr fließendes Wasser das Magnetfeld der Erde derart, daß oberhalb dieser Zone schädliche

Strahlungen festgestellt werden können. Einen ähnlichen Effekt lösen Erdverwerfungen aus. Die verschiedenen Gitternetze auf der Erdoberfläche sind geomagnetische Strukturen unterschiedlicher Größe. Sie sind generell nicht schädlich und scheinen sogar für die Steuerung von Lebensfunktionen (Hartmanngitter) zu sein.

Dagegen sind die Doppelzonen und Kreuzungen der 10m-Gitters mit dem Hartmanngitter hochgradig gesundheitsgefährdend. Diese unterschiedlichen geomagnetische Felder bilden für den Erdmagnetismus eine Störzone und wandeln einen Teil des Erdmagnetismus in krankmachende Strahlung um. Diese Strahlung dringt in die darüber befindlichen Häuser von unten her ein und ist selbst in den obersten Stockwerken nachweisbar.

Es gibt eine kosmische Strahlung und Erdstrahlen, wobei durch die kosmische Strahlung die schmerzhaften Erdstrahlenblockierungen abgebaut werden können. Dies führt im allgemeinen in kürzester Zeit - teilweise sogar in Sekunden – zu völliger Schmerzfreiheit. Da diese Therapien auch bei Tieren wirksam ist, kann man nicht von einem Placeboeffekt sprechen.

Außerdem läßt sich dies durch die Kirlian-Fotografie, die Elektroaku-punkturdiagnose und verschiedene Bluttests nachweisen. Zieht man aus diesen unwiderlegbaren Tatsachen einen logischen Schluß, so kann man die Existenz der Erdstrahlen und kosmischen Strahlen nicht weiter leugnen.

Schmerzen und Krankheiten entstehen durch den Einfluß der Erdstrahlen an den betroffenen Körperstellen erst allmählich im Zeitraum von mehreren Jahren, so daß ein Nachweis auf diesem Wege schwierig ist. Bei Krankheiten wie Krebs und MS gibt es bereits mehrfach Studien, die bei Betroffenen immer eine hohe Erdstrahlenbelastung nachweisen konnten.

Beseitigt man jedoch diese Erdstrahlenbelastung und setzt zusätzlich noch zur Heilungsbeschleunigung kosmische Strahlung ein, kommt es zu plötzlichen Schmerzlinderungen bzw. Schmerzfreiheit.

In aufrechter Körperhaltung sind mittelstarke Erdstrahlen zwar nicht schädlich, da sie den Körper bei seinem Richtcharakter einfach durchfluten, jedoch können sie die Gehirnimpulse zu den Organen stören, da sie diesen entgegengerichtet sind. Sie haben auch eine schwächende Wirkung auf unsere physische Körperkraft und Leistungsfähigkeit.

Bei waagerechter Körperlage bildet sich jedoch innerhalb von wenigen Minuten eine Blockierung, die sich dann ständig auflädt und bei Sättigung nach oben abstrahlt.

Da danach an dieser Blockierungsstelle die kosmische Strahlung fehlt, ist die Krankheit bereits vorprogrammiert. Selbst bei Menschen mit einer starken Aura wird an diesen Körperstellen die positive Strahlung durch ständiges Liegen über einem Erdstrahlenfeld reduziert und kann völlig zerstört werden.

Als Wasseradern werden Röhren unter der Erdoberfläche bezeichnet, die sich seit Bestehen der Erde gebildet haben, durch die ständig mehr, oder bei längerer Trockenheit weniger Wasser fließt. Diese Röhren bestehen zumeist aus Sandstein, in dem sich u.a. auch mineralische Spurenelemente befinden. Weil dies so ist, entsteht durch die Reibung eine chemische/physikalische Reaktion, die sich von der Erdoberfläche ab, als „Strahlung" bis in unbekannte Höhen bemerkbar macht. Diese Strahlung durchdringt fast jedes Material, d.h. auch Beton. Deswegen wird diese Strahlung auch in Hochhäusern gefunden.

Da, wo diese „Strahlungen" vorkommen, verändern sie das Erdmagnetfeld, das wir für unsere nächtliche Regeneration benötigen. Außerdem wird ein Teil der niedrigen Erdtemperatur mit- transportiert, durch die eine ständige Unterkühlung der betroffenen Organe zustande kommt, auch der Mensch, der dort liegt friert trotz mehreren Decken. Unter derartigen Umständen können die besten und teuersten Medikamente und Therapien vom Organismus nur schlecht oder gar nicht verarbeitet werden.

Bei allen chronischen, therapieresistenten Krankheiten, bei Schlafstörungen, bei rheumatisch-arthritischen Erkrankungen, bei MS und vor allem bei Krebs werden Erdstrahlenbelastungen gefunden.

Die erste Voraussetzung für Gesundheit ist demnach der erdstrahlenfreie Bettplatz

Durch Heben oder Senken des Grundwasserspiegels können Erdstrahlenfelder entstehen oder verschwinden. Ferner können durch Verschiebungen des Wassers selbst, aber auch lediglich durch Veränderung des Untergrunds, wie z.B. Geröll durch Sand oder Lehm eingeebnet oder freigespült werden und wandern. Einem Umräumen der Möbel kann ich nicht zustimmen, da mit dem Umräumen der Betten auch die Störfaktoren verändert werden und dies in Folge dessen mehrfach kontrolliert und von Zeit zu Zeit neu überprüft werden müßte. Einfacher und meiner Ansicht nach eher zu empfehlen ist eine 100%ige Abschirmung z.B. durch Strahlenschutzgeräte oder die Energiepyramide.

Die Disposition oder Empfindlichkeit für geopathische Belastungen ist bei uns Menschen sehr unterschiedlich. Der Schlüssel dazu liegt in der Verschiedenheit der Konstitution. Es ist ein bestimmter Typ der heftig reagiert, und es ist ein anderer Typ, der bei der gleichen Belastung viel weniger leidet, oder der fast dagegen immun zu sein scheint.

Die Arbeiten von Dr. Hartmann über Konstitutionen und Reaktionstypen liegen hier zugrunde:

Er ist davon ausgegangen, daß jeden Menschen ein energetisches Feld mit unterschiedlicher Stärke und Frequenz umgibt. Die Konstitution bestimmt die Wellenlänge. Nach Hartmann reicht diese Frequenz von 1,75 Hertz beim pyknisch-athletischen oder sympathikotonen Typ bis zu 10 Hertz bei leptosom-asthenischen oder vagotonen Typ.

Die langwellige Konstitution von 1,75 bis 3 Hertz reagiert auf Geopathie kaum. Mit Abnahme der Wellenlänge wächst jedoch die Disposition bis zum klassisch kurzwelligen Typ mit 10 Hertz, der am heftigsten reagiert. Erst die Berücksichtigung der Konstitution und der Standortbelastung läßt sichere Schlüsse auf das Krankheitsbild zu.

Bei der Krebsentstehung ist die Konstitution von entscheidender Bedeutung. Alle Krebspatienten sind kurzwellig. Ihre Normalfrequenz liegt bei 8 – 10 Hertz.

Elektrobiologische Strahlung

Zunächst möchte ich noch auf ein Phänomen hinweisen, das seit einer Reihe von Jahren beobachtet wurde, und viele Rätsel aufgibt.

Es gibt kreisrunde Zonen mit sehr hoher Intensität, die frei im Raum stehen. Diese „Punkte" haben eine Durchmesser von 15 – 60 cm, die häufig so stark biologisch wirksam sind, daß sie alle bisher bekannten Standortbelastungen weit übertreffen. Der Abbau der Körperenergien kann in einer solchen Zone alles bisher bekannte übersteigen.

Diese „Schächte", so werden sie genannt, stellen immer einen klassischen Krebspunkt dar. Sie sind nur in Häusern oder in unmittelbarer Nähe von diesen zu finden. Wenn in diesem Haus nun die Hauptsicherung ausgeschaltet wird, also stromlos gemacht wird, ist kein Schacht mehr zu muten. Werden die Sicherungen wieder eingeschaltet, so baut sich dieser wieder innerhalb von ca. 2 Minuten wieder auf. Bei unzähligen Versuchen an verschiedenen Stellen in Europa und USA war das Ergebnis immer wieder gleich.

Außerdem wurde beobachtet, daß mit Zunahme der elektromagnetischen Strahlung auch die geopathische Strahlung zunimmt.

Elektromagnetische Strahlung

Elektromagnetische Wellen werden verursacht:
- im Außenbereich von Rundfunksendern, Fernsehsendern, Mobilfunkanlagen, Richtfunkanlagen, Radar-Anlagen, Hochspannungsleitungen, Oberleitungen für Züge. Ihr Strahlungsbereich liegt bei ca. 450 – 500 Metern.
- im Innenbereich von Mikrowellenherd, Bildschirmen, schnurlosen Telefonen, Solarien, Leuchtstoffröhren, Energiesparlampen, Halogenlampen, Metallteile in der Baumasse und in den Einrichtungsgegenständen, ISDN-Anlagen, elektrisch verstellbare Betten, Wasserbetten, Fußbodenheizung
- in beiden Bereichen von Funktelefonen (C-Netz, D-Netz, E-Netz), Handfunkgeräte.

Die starke Zunahme der Anwendung der Elektrizität in den letzten Jahren führte zum Einsatz vieler Geräte und Systeme im Haushalt, im Büro, im Verkehrswesen, in der Produktion, in der Telekommunikation, in der Medizin und in weiteren Bereichen.

Für die Erzeugung und Verteilung der Energie sind umfangreiche Einrichtungen geschaffen worden, wie Kraftwerke, Umspann- und Transformatorenstationen, Hoch- und Niederspannungsleitungen, leistungsstarke Versorgungskabel- bis zu unserer Hausinstallation. Jedes Gerät, jede Leitung in diesem Nieder-frequenznetzen zur Stromversorgung (50 Hertz, im Bahnnetz 16 2/3 Hz) erzeugt elektrische und magnetische Felder. Diese Felder sind physikalisch bedingte „Nebenwirkungen". (Das elektrische Feld entsteht durch die Spannung in den Leitungen und Geräten, das magnetische Feld dann wenn Strom fließt).

Für Rundfunk, Fernsehen, Mobilfunk usw. strahlen Sender elektromagnetische Wellen aus, denen wir angesichts der flächendeckenden Versorgung nicht mehr ausweichen können.

Wir Menschen haben kein Organ, das uns vor diesen Feldern und Wellen warnen könnte.

Seit etwa 20 Jahren gibt es Menschen, die sich durch diese Felder und Wellen gesundheitlich beeinträchtigt fühlen.

Zahllose Studien haben die Gesundheitsrisiken, der elektromagnetischen Felder ans Licht der Öffentlichkeit gebracht. Unsere Umwelt ist voll von diesen Feldern. Sie werden als möglicherweise auslösender Faktor für zahlreiche Krankheiten gesehen. Trotzdem sind elektromagnetische Felder nicht gänzlich unerwünscht.

Menschen, sowie alle anderen lebenden Kreaturen, haben ihr eigenes elektro-magnetisches Gleichgewicht. Seit unserem Erscheinen auf dieser Erde sind wir ebenfalls elektromagnetischen Feldern ausgesetzt. Der Planet ist umwoben von einfachen elektromagnetischen Feldern, die im Zusammenhang stehen mit der

Aktivität der Sonne, wie Sonneflackern, sowie atmosphärischen Vorkommnissen wie den Blitzen. Die Erde selbst erzeugt einen Kranz von elektromagnetischer Energie, der weit über unsere Atmosphäre hinausreicht. Alles Leben auf der Erde hat sich an dieses elektromagnetische Feld angepaßt und Millionen von Jahren darin existiert.

Im Laufe dieses Jahrhunderts haben wir jedoch unsere Umwelt radikal verändert. Wir haben den Planeten durchtränkt mit starken von Menschenhand geschaffenen elektromagnetischen Feldern, welche auf der Erde nie zuvor bekannt waren. Diese von Menschen geschaffenen Felder haben eine andere Wellenlänge, Kohärenz und Frequenz als natürliche elektromagnetische Felder und ihre Auswirkungen auf lebende biologische Systeme werden erst langsam verstanden.

Eine bahnbrechende Studie von 1979 von Nancy Wertheimer – Colorado USA – zeigte daß Kinder, die in der Nähe von normalen 60 Hertz-Wechselstromleitungen wohnen, die die Haushalte versorgen, ein bis zu dreimal höheres Krebsrisiko haben.
Seither sind unzählige Studien veröffentlicht wurden, die bewiesen, daß jegliche Arten von Krebs, Stoffwechselstörungen, Drüsenfunktionsstörungen, Störungen des Blut-, Nerven- und Immunsystems, Veränderung der Zellmembran-durchlässigkeit, Veränderung der Verhaltensreflexe, Mißbildungen von Embryonen, Sterilität bei Männern, Trübung der Augenlinsen (grauer Star), innere Verbrennungen, Tod durch Herzinfarkt, EEG-Veränderungen, Veränderung des Kalziumstoffwechsels, erhöhte Tumorbildung, Beeinflussung von biochemischen Prozessen, Verhaltensveränderungen, Senkung des arteriellen Blutdrucks, Kopfschmerzen, Ermüdungserscheinungen, Augenreizungen, erhöhter Blutdruck, Herzrhythmusstörungen, Ohrgeräusche, Atembeschwerden, ständig wechselnde Befindlichkeitsstörungen, Konzentrations- und Gedächtnisstörungen, Verspannungen, innere Unruhe, Antriebsschwäche, Nervosität, Depressionen, Neigung zu Fehlgeburten, Schädigung des Keimgewebes ihre Ursache in elektromagnetischen Feldern haben können.

Elektromagnetische Felder sind sozusagen unsichtbare Energielinien, die unseren Körper durchdringen und mit ihm zusammenspielen. Natürlich vorkommende elektromagnetische Felder scheinen das innere Gleichgesicht des Körpers nicht empfindlich zu stören.
Von Menschen geschaffene elektromagnetische Felder benehmen sich dagegen anders. Sie haben ein chaotisches Energiemuster und eine andere Frequenz als natürliche Felder und können organische Energiemuster verzerren und sogar unterbrechen.

Der größte Teil unserer Elektrizität ist Wechselstrom (AC Elektrizität). Wechselstrom erzeugt sowohl ein elektrisches, als auch ein magnetisches Feld. Elektrische Felder sind kein Grund zur Sorge. Sie durchdringen den Körper nicht. Magnetische Felder sind hingegen in der Lage, organische Organismen zu durchdringen. Trotzdem scheinen die durch AC-Elektrizität erzeugten magnetischen Felder relativ harmlos zu sein. Der hauptsächliche Risikofaktor im Zusammenhang mit elektromagnetischen Feldern resultiert offenbar aus der Umwandlung von C-Elektrizität in ein DC (Gleichstrom) Muster. Diese Umwandlung geschieht durch den Gebrauch von Transformatoren, elektrischen Motoren, Spulen, oder einer anderen Quelle hohen Widerstands. Hochspannungsleitungen und Transformatoren, welche diese Spannung in eine andere Spannung konvertieren, bilden eine der größten Gefahren. Diese Transformatoren sehen aus wie große Büchsen auf den Hochspannungsmasten und man sieht sie in einem Abstand von 6-8 Häusern in einem Wohngebiet mit überirdischer Stromversorgungsleitungen. Weitere Gefahren sind gewöhnliche Haushalts- und Bürogeräte, wie Computer, Kopierer, Kühlschränke, elektrische Herde, elektrische Bettdecken, Haartrockner, elektrische Uhren, Neonröhren und Fernseher, da sie die Umwandlung von AC in DC Elektrizität benötigen. Dadurch entstehen überall potentiell schädliche elektromagnetische Felder.

Studien an weißen Mäusen, die man ständig einer Computer-Monitorbestrahlung aussetzte, ergaben, daß diese ständig verwirrt und leicht erregbar zu sein schienen und zeigten unberechenbares soziales Verhalten. Ihre Lebensdauer hatte sich um mehr als die Hälfte verkürzt. Es fand keine Fortpflanzung statt. Die zweite Gruppe erhielt die Strahlung des Monitors durch ein AC-Reorganisations-System-tachyonisierte Silica-Disks. Die Mäuse zeigten viel ruhigeres Verhalten, obwohl es sich um den gleichen Monitor handelte. Das Lebensalter der Mäuse erhöhte sich um das Doppelte der Lebenserwartung von normalen Mäusen.
In kontrollierten Dosen werden elektromagnetische Felder dazu benutzt Schmerzen zu lindern, Gliedfunktionen wiederherzustellen, Drogenabhängigkeit zu heilen und das Wachstum von Krebszellen einzudämmen. Um zu begreifen, wie dies möglich ist, muß man die Natur der elektromagnetischen Feldern verstehen.

Elektrosensibilität

Dies ist eine ungewollte Fähigkeit, elektromagnetische Felder und Wellen wahrzunehmen.
Elektromagnetische Felder und Wellen üben auf den Organismus einen physikalischen Reiz aus, der mit einer Gegenreaktion beantwortet wird. Dies geschieht, damit die Stabilität erhalten bleibt. Dieses Verhalten wird Regulation genannt,

wobei der Grad der Anpassungsfähigkeit an die unterschiedlichsten Reizqualitäten gleichzeitig ein Maß für Gesundheit sind.

Es besteht der Verdacht, daß die elektromagnetischen bzw. Mikrowellen, speziell von Handys in das innere Steuerungssystem unseres Organismus eingreifen und sowohl Stoffwechsel- als auch Regulationsstörungen verursachen.

Die Zusammenhänge scheinen sehr komplex zu sein. Dies läßt sich durch die Beobachtung ableiten, daß Menschen mit Elektrosensibilität auch andere Belastungen aufweisen.

Diese Belastungen sind immer Schwermetalle – Quecksilber, Amalgam, Kupfer, Silber, Zinn, Palladium, Blei, Kadmium -, aber auch chemische Substanzen aus Baustoffen, Lösungsmittel, Holzschutzmittel, Abgase, Kunststoffe, Pestizide, Insektizide, Reinigungsmittel, u.a. Produkte. Des weiteren haben sie allergische Reaktionen auf Lebensmittel, Tierepithelien, Pollen, Medikamente, Konservierungsstoffe, Textilien, Metalle und auf elektromagnetische Strahlen an sich.

Betroffene reagieren meist verstärkt auf Erdstrahlenbelastungen.

Als Folge dieser Belastungen kommt es immer zu Parasiten/Bakterien/Pilz/Viren-Belastungen.

Überschießenden Reaktionen auch im psychischen Bereich sind an der Tagesordnung.

Elektrosensibilität zeichnet sich dadurch aus, daß mehrere der genannten Belastungen bei einem Betroffenen zusammenspielen. Wir können von einer Mehrfach-, bzw. von einer Vielfachbelastung sprechen.

Es wundert also nicht, daß die Symptome als „unspezifisch" erscheinen. Es fällt nicht schwer festzustellen, daß alle Belastungen mit dem zu tun haben, was wir als Immunsystem verstehen. Das Abwehrsystem des Menschen setzt sich zusammen aus dem Immunsystem und dem Nervensystem. Beide Systeme sind darauf spezialisiert, Reize aus der Umwelt und aus der Innenwelt des Körpers zu erkennen, zu verarbeiten und darauf zu reagieren.

Wir sollten allmählich verstehen, daß der menschliche Organismus ein wunderbares, vernetztes System darstellt, in dem in irgendeiner Weise jedes mit jedem verbunden ist und zu reagieren in der Lage ist. Wir müssen auch begreifen, daß die körperlichen und seelischen Komponenten in einem direktem Zusammenspiel stehen.

Die wirksamste Sofortmaßnahme ist grundsätzlich die Sanierung des Schlafplatzes. Alle sich am Stromnetz befindlichen Elektrogeräte wie Radiowecker, Heizdecken, Heizkissen usw. aus dem Schlafbereich zu entfernen, es sei denn sie sind durch AC-Reorganisations-System-tachyonisiert-Silica-Disk verändert. Ist das Entfernen nicht möglich, so muß während der Schlafphase der Netzstecker gezogen werden, so daß alle Elektrogeräte spannungs- und stromlos sind. Ferner dürfen auf Dauer keine Metalle in den Betten verbleiben. Dies gilt auch für Federkernmatratzen, Sprungfederrahmen, Metallbettgestelle, die durch ihren Metallanteil zusätzlich zum Antenneneffekt ein magnetisches Eigenleben haben und zu einer Depolarisation führen und dadurch das für uns so wichtige homogene Erdmagnetfeld verzerren. Kunstfolien gehen in Resonanz mit technisch erzeugten Frequenzen und laden sich statisch auf. Sie sind daher punktuelle Störpotentiale und müssen aus dem Bett und aus der Nähe des Bettes entfernt werden.

Wenn möglich in Nord – Süd – Achse schlafen, den Kopf in Richtung Norden.

Mit jedem Streßfaktor, der im Schlafbereich beseitigt oder wenigstens reduziert wird, hat der menschliche Körper, die ihn zur Verfügung stehende Lebensenergie voll zu nutzen.

Er muß diese nicht sinnlos vergeuden um sich gegen irgendwelche Lebensenergiefresser zu wehren. Der Erfolg dieser Maßnahmen zeigt sich schon nach relativ kurzer Zeit durch eine wesentlich bessere „Lebensqualität".

Verschiedene Experten weisen aufgrund von Forschungsergebnissen seit längerem darauf hin, daß schon extrem schwache Mikrowellen-Energie ausreicht um Mensch, Tier und Pflanze nachhaltig zu stören. Dies sind, wie bereits früher erwähnt, Richtfunk, Radar, Luftraumüberwachungssysteme, Satellitensender, Trafostationen, Freileitungen zur Stromversorgung usw. Feinste höchstfrequente elektromagnetische Wechselfelder lassen sich als Modulationsprodukt über das Stromverteilernetz in unsere Wohnungen transportieren. Sie haben für den menschlichen Körper Signalcharakter und wirken auf der feinstofflichen Informationsebene (z.B. Hormonproduktion).

Um die auf die Dauer biologisch wirksamen „Falsch-Signale" auf ein erträgliches Maß zu reduzieren, wurde der EVDAN-Regulator entwickelt. Er reduziert krankheitsfördernde „Falsch-Signale" auf ein Minimum.

Radioaktive Belastung

Auf der Erde existiert eine ständige natürliche radioaktive Strahlung. Ihre Intensität ist territorial verschieden. Die mittlere Strahlenbelastung im Freien liegt bei ca. 1,05 Millisievert pro Jahr.

Seit seiner Entstehung wird der Mensch von dieser Strahlung begleitet. Er hat sich jedoch nicht an sie gewöhnt, sondern befindet sich lediglich in einem biologischen Gleichgewicht mit ihr. Nach wissenschaftlichen Erkenntnissen ist jede radioaktive Strahlung schädlich. Dabei spielt es keine Rolle, ob es sich um natürliche oder künstliche Einflüsse handelt. Deshalb sollten alle unnötigen Strahlungserhöhungen vermieden werden.

Der Ursprung einer radioaktiven Strahlung kann aus der Erde, aus dem Kosmos, aus der Luft, aus dem Wasser, aus der Nahrung, aus der Industrie, aus Baustoffen und aus medizinischer Anwendung kommen.

Beim Zerfall von radioaktiven Materialien entsteht eine energiereiche Strahlung, welche in der Lage ist, die chemischen Strukturen des Körpers zu verändern. Eine Schädigung der Zellen kann die Folge sein.

Schon kleinste Mengen radioaktiver Strahlung können schädliche Wirkungen hervorrufen. Es gibt keine Grenze für eine Unschädlichkeit. Die Gefährdung beginnt bei Null !

Wir verbringen heute mehr Zeit denn je in unseren Wohnungen oder anderen Gebäuden. Die ständige, oft erhöhte radioaktive Belastung hat hier eine besondere Bedeutung, denn kleinste Strahlungsintensitäten, kontinuierlich über einen langen Zeitraum verteilt, stellen einen weitaus höheres Gesundheitsrisiko dar, als größere bei Kurzzeitbelastung.

Die Auswirkungen dieser Gefährdung können sein:
Leukämie, Mißbildungen, Mongolismus, Krebs, Zelltod, Veränderung an Enzymen, Entzündungserscheinungen, Erhöhung der Kindersterblichkeit, Lebensverkürzung, Gen-Mutation und Erbschäden.

Die radioaktive Strahlung von Holz, Kunststoff und Naturgips ist sehr niedrig, die von Kalkstein und Sandstein ist niedrig, die von Ziegel und Beton ist mittel, von Bimsstein und Chemiegips ist hoch und die von Schlackenstein und Granit ist sehr hoch.

Wichtig ist noch zu erwähnten, daß jedes Material sich mit jeder Art von Strahlung aufladen kann – sowohl positiv als auch negativ – und danach diese Strahlung langsam abgibt !!!

Psychische Belastungen

Veränderungen – wer sie meistert, gewinnt !

Berufliche, familiäre oder gesellschaftliche Veränderungen zwingen uns ständig, mit neuen Situationen fertig zu werden. "Eigenmotivation" ist einer der wichtigen Schlüssel zur erfolgreichen Entwicklung und Nutzung unserer Talente und Fähigkeiten.

Unser Leben in dieser unberechenbaren und schnelllebigen Zeit ist von ständigen Veränderungen geprägt. Wir können heute sogar soweit gehen, festzustellen, daß das einzig Konstante und Sichere die Unsicherheit und die Unvorhersehbarkeit ist. Darum wird heute Flexibilität und die positive Einstellung neuen Situationen gegenüber, als wichtigste Persönlichkeitsmerkmale betrachtet. Dies wiederum bedeutet nichts anderes als das Meistern von Veränderungen, als unabdingbare Voraussetzungen, um unser Leben erfolgreich zu gestalten. Wer von uns sich also den ständigen Veränderungen mutig stellt, wird in ihnen immer wieder neue Chancen entdecken.

Woher kommt es, daß die einen Menschen einfach mehr Erfolg oder „Glück" in ihrem Leben haben als andere? Ist dies schicksalhaft vorbestimmt und unabänderlich, oder können wir darauf Einfluß nehmen, ob wir zu den „Erfolgsritterinnen" oder „Erfolgsrittern" gehören, oder ob wir als lebenslängliche „Pech-Maries" oder „Pech-Marios" von der Göttin Fortuna bestraft und auf der Schattenseite des Lebens stehen gelassen werden. Gibt es dafür Rezepte? Etwas ist unbestritten: Resultate werden durch persönliche Entscheidungen bestimmt.

Erfolgreiche Menschen tun das, was alle anderen lediglich tun möchten. Sie handeln !

Doch welche Voraussetzungen bestimmen, ob wir tatsächlich in der Lage sind, selbständig von anderen unbeeinflußt, solche persönlichen Entscheidungen zu treffen.

Meiner Ansicht nach sind dies:
1. Mehr Selbstvertrauen und Selbstwertgefühl,
   das heißt wir konzentrieren uns auf unsere Stärken und entwickeln den Mut, neues wirklich anzupacken.
2. Eine positive Geisteshaltung und ein sicheres Auftreten –
   wir werden ernst genommen und unsere Mitmenschen möchten uns als positiv denkende und lebensfrohe Menschen zum Freund und Berater haben.
3. Höhere Eigenmotivation und Zielerreichung –
   unsere Träume und Wünsche lassen sich erfüllen und unserer Selbstverwirklichung kommen wir schrittweise näher.
4. Mehr Zufriedenheit und bessere Gesundheit –
   lassen unsere Glücksgefühle und unser besseres körperliches Wohlbefinden steigern.
5. Mehr vom Leben haben durch Erkennen und Anpacken von Chancen und Möglichkeiten -
   statt still zu stehen. Denn Stillstand bedeutet heutzutage Rückschritt. Sportliche Höchstleistungen sind das Resultat von intensivem Training.

Linienpiloten werden auch nicht als solche geboren, sondern sie erlernen in systematischen Ausbildungstrainings mit komplexen Systemen, wie es Flugzeuge sind, damit täglich erfolgreich umzugehen.

Denn Mißerfolg liegen bei diesen Berufsgruppen ganz einfach nicht drin. Auch in anderen Berufen, in unserer Familie und für unsere Gesundheit sind Erfolge besser als Mißerfolge.

Aber warum sollte es nicht auch uns möglich sein, mittels eines systematischen Trainings zu erlernen, unseren Erfolg zu planen und zu erreichen. Unsere Wünsche und Lebensziele nicht nur zu träumen, sondern sie in die Tat umzusetzen und dadurch zu den Erfolgstypen von morgen zu gehören ?

Sicher gibt es viele Wege, die nach Rom führen, wie das Sprichwort so schön sagt. Einige, die aus persönlichem Erleben und aus der Erfahrung vieler inzwischen erfolgreich gewordenen Menschen, die sich mir anvertraut haben, von ganzem Herzen empfehlen kann sind nachfolgende, unter Psycho-Hygiene zusammengefaßte „Strategien".

Psycho-Hygiene

Psycho-Kinesiologie

Die Psycho-Kinesiologie ist wohl die eleganteste Methode, Konflikte aus der Vergangenheit aufzudecken, zu heilen und schließlich zu einer Quelle von Kraft, Gesundheit und Kreativität werden zu lassen. Sie ist kein Ersatz für klassische Psychotherapie, sondern eine Heilmethode, die auf eigenen Füßen steht. Die Psycho-Kinesiologie ist eine Behandlungstechnik, die auf folgenden Grundannahmen beruht:

- Jede körperliche Erkrankung hat ihren Ursprung ganz oder zum Teil im Unterbewußtsein, wo alle Kindheitserinnerungen gespeichert sind.
- Wenn diese Erinnerungen konfliktbeladen und krankheitsauslösend sind, sprechen wir von einem unerlösten seelischen Konflikt.
- Jeder Mensch hat viele unerlöste Konflikte. Der Konfliktinhalt bestimmt später den Ort und die Art der Erkrankung, während die Schwere des Traumas und sein Zeitpunkt im Leben des Menschen die Schwere der Erkrankung bestimmen.
- Zwischen dem Zeitpunkt des Traumas und dem Beginn der Erkrankung können Jahre oder Jahrzehnte liegen.
- Heilung wird erzielt, wenn sich an den Konfliktinhalt erinnert wird, er neurophysiologisch vom Nervensystem entkoppelt wird, wenn die zur Zeit des Ursprungstraumas verinnerlichten Glaubenssätze ausgelöscht werden.

- Der Konfliktinhalt ist in das Unterbewußte „verdrängt" worden. Er kann durch therapeutische Arbeit mit dem Unterbewußtsein in Erinnerung gebracht werden.
- Therapeutische Ansätze, die dies nicht berücksichtigen, haben daher wenig Erfolg.
- Der Muskeltest nach Williams ist eine geeignete Methode, um „Feedback" vom Unterbewußtsein zu erhalten. Damit gehört die Psycho-Kinesiologie in den Bereich der Biofeedback-Psychotherapie.
- Alle Erkrankungen körperlicher und seelischer Art sind prinzipiell heilbar. Der Schlüssel dafür und die Verantwortung für den Heilvorgang liegen im Unterbewußtsein des Menschen.
- Das Unterbewußte ist kein therapeutisches Konzept, sondern eine neurophysiologische Realität.

Partielle Rückführung

Diese Technik ermöglicht es an die im Unterbewußtsein verborgenen Erfahrungen heranzukommen und alle diese Erfahrungsqualitäten des Lebens mit seinen unendlichen Facetten voll zu erleben. Dabei werden nicht nur Raumgrenzen, sondern darüber hinaus auch Zeitgrenzen überschritten.
Dieses Phänomen wird genutzt um in die Bewußtseinsebene der ursprünglichen Erfahrung, des Fehltritts oder der akuten Phase der chronischen Erkrankung zu gelangen.
Der hilfesuchende Mensch erlebt in einem entspannten Zustand selbst alle Erfahrungen noch einmal und kann daraus seine neuen Erkenntnisse selbst ziehen. In manchen Fällen muß die Erinnerung an die Vergangenheit etwas „korrigiert" werden, zum Wohle der Gegenwart und der Zukunft.
In diesem Zustand der Bewußtseinsebene kann auch nach den heutigen Erkenntnissen behandelt und geheilt werden.

In schweren Fällen, oder bei mentalen Blockaden, wie z.B. Phobien ist die Anwendung dieser Technik nicht immer an Patienten selbst möglich. In diesen Fällen würde ein Medium dazwischengeschaltet werden um einen schnellen Therapieerfolg zu erzielen.

NLP – Beratung
(neuro-linguistisches programmieren)

Bei der NLP-Beratung begleitet der Therapeut den ratsuchenden Menschen zu seinen persönlichen Kraftquellen. Behutsam und präzise identifizieren die den

Veränderungswunsch. Erlebte Gefühle werden kreativ in Verbindung mit neuen Zielen gebracht.

Mit der Entscheidung, die Veränderung jetzt zu beginnen und Verantwortung für das eigene Wohlbefinden zu übernehmen, verwandeln sich Hilflosigkeit in Mut und Vertrauen.

Weitere Anteile der Persönlichkeit können mit der neu gewonnenen Klarheit ins Bewußtsein integriert und mit der aktuellen Lebenssituation bis einen Schritt in die Zukunft in Einklang gebracht werden.

Allgemeines Ziel ist es, Phantasie zu entwickeln, mit den eigenen Möglichkeiten Selbstsicherheit und Lebensfreude zurückzugewinnen und zu stabilisieren.

Bachblüten

Die Ursachen von Krankheiten aus der Sicht von Edward Bach

Der 1886 geborene Edward Bach arbeitete als Pathologe und Bakteriologe an einem Londoner Homöopathischen Krankenhaus. Er kannte die Schriften von Samuel Hahnemann und die Miasmentheorie, jedoch hatte er das Gefühl, daß er in der von Hahnemann eingeschlagenen Richtung weitersuchen und forschen müsse. Er widmete sich sein gesamtes Leben der Heilkunst und fand schließlich heraus, daß sich Krankheiten aus negativen Seelenzuständen (wie z.B. Ungeduld, Kleinmütigkeit, Unsicherheit, Eifersucht usw.) entwickeln können, deren Ursache Charakterschwäche sein kann.

Er warf sein wissenschaftliches und logisches Denken über Bord und begab sich geführt von seiner Intuition auf die Suche nach Heilmitteln. Dabei widmete er sich ausschließlich, im Gegensatz zu Hahnemann, den ungiftigen Pflanzen und fand heraus, daß sich mit homöopathischen Aufbereitungen des wässrigen Auszüge (Verdünnungsverhältnisse 1:240) von 38 verschiedenen Blüten seelische Störungen ausgleichen lassen und somit körperliche Leiden verschwanden. Nachdem er die Blütenessenzen entdeckt hatte, verstarb er friedlich in Jahre 1936.

Die 38 Negativen Seelenzustände und die damit korrespondierenden, von Dr. Bach ausgewählten Pflanzen sind:

Agrimony (Odermennig)
Man versucht, quälende Gedanken und innere Unruhe hinter einer Fassade von Fröhlichkeit und Sorglosigkeit zu verbergen.

Aspen (Zitterpappel)
Man hat unerklärbar vage Ängstlichkeit, Vorahnungen; geheime Furcht vor irgendeinem drohenden Unheil.

Beech (Rotbuche)
Man reagiert überkritisch und intolerant, kann wenig Mitgefühl und Einfühlungsvermögen aufbringen.

Centaury (Tausendgüldenkraut)
Man kann nicht „nein" sagen, Schwäche des eigenen Willens; Überreaktion auf die Wünsche anderer.

Cerato (Bleiwurz)
Man ist unsicher, hat zu wenig Vertrauen in die eigene Meinung und Urteilsfähigkeit.

Cherry Plum (Kirschpflaume)
Es fällt schwer, innerlich loszulassen; man hat Angst vor seelischen Kurzschluß-Handlungen; unbeherrschte Temperamentsausbrüche.

Chestnut Bud (Knospe der Roßkastanie)
Man macht immer wieder die gleichen Fehler, weil man seine Erfahrungen nicht wirklich verarbeitet und nicht genug daraus lernt.

Chicory (Wegwarte)
Besitzergreifende Persönlichkeitshaltung, mit der man sich bewußt oder unbewußt überall einmischt.

Clematis (Weiße Waldrebe)
Man ist geistig abwesend, zeigt wenig Aufmerksamkeit für das , was um einen herum vorgeht.

Crab Apple (Holzapfel)
Man fühlt sich innerlich und äußerlich beschmutzt, unrein oder infiziert; Detailkrämer.

Elm (Ulme)
Man hat das vorübergehende Gefühl, seiner Aufgabe oder Verantwortung nicht gewachsen zu sein.

Gentian (Herbstenzian)
Man reagiert skeptisch, zweifelnd, pessimistisch, leicht entmutigt.

Gorse (Stechginster)
Man ist oft ohne Hoffnung, hat resigniert; „es hat doch keinen Zweck mehr – Gefühle"

Heather (Schottisches Heidekraut)
Man ist selbstbezogen, völlig mit sich beschäftigt, braucht Publikum; „das bedürftige Kleinkind"

Holly (Stechpalme)
Man reagiert gefühlsmäßig irritiert. Eifersucht, Mißtrauen, Haß- und Neidgefühle.

Honeysuckle (Jelängerjelieber)
Man weigert sich bewußt oder unbewußt, bestimmte Ereignisse seiner Vergangenheit zu verarbeiten.

Hornbeam (Weißbuche)
Montagmorgen-Gefühl; man glaubt man wäre zu schwach um die täglichen Pflichten zu bewältigen, schafft es dann aber doch.

Impatiens (Drüsentragendes Springkraut)
Man reagiert ungeduldig und leicht gereizt, zeigt überschießende Reaktionen.

Larch (Lerche)
Man hat Minderwertigkeitskomplexe; Erwartung von Fehlschlägen durch Mangel an Selbstvertrauen.

Mimulus (Gefleckte Gauklerblume)
Man ist schüchtern, furchtsam, hat viele Ängstlichkeiten.

Mustard (Wilder Senf)
Tiefe Traurigkeit; Perioden von Schwermut kommen und gehen plötzlich ohne erkennbare Ursache.

Oak (Eiche)
Man fühlt sich als niedergeschlagener und erschöpfter Kämpfer, der trotzdem tapfer weitermacht und nie aufgibt.

Olive
Man fühlt sich körperlich und seelisch ausgelaugt und erschöpft; „alles ist zuviel."

Pine (Schottische Kiefer)
Man macht sich Vorwürfe, hat Schuldgefühle.

Red Chestnut (Rote Kastanie)
Man macht sich mehr Sorgen um das Wohlgefühl anderer Menschen als um das eigene. Zu starke innere Verbundenheit mit einer nahestehenden Person.

Rock Rose (Gelbes Sonnenröschen)
Man reagiert panisch und wird von Terrorgefühlen überrannt.

Rock Water (Wasser aus heilkräftigen Quellen)
Man ist hart zu sich selbst; hat strenge und starre Ansichten, unterdrückt vitale Bedürfnisse, wie Essen, Schlaf, Bewegung.

Scleranthus (Einjähriger Knäuel)
Man ist unschlüssig, sprunghaft, innerlich unausgeglichen; Meinung und Stimmung wechseln von einem Moment zum anderen.

Star of Bethlehem (Doldiger Milchstern)
Man hat eine seelische oder körperliche Erschütterung noch nicht verkraftet; „der Seelentröster".

Sweet (Chestnut)
Man glaubt, die Grenze dessen, was ein Mensch ertragen kann, sei nun erreicht; innere Ausweglosigkeit.

Vervain (Eisenkraut)
Im Übereifer, sich für eine gute Sache einzusetzen, treibt man Raubbau mit seinen Kräften, reagiert missionarisch bis fanatisch.

Vine (Weinrebe)
Man will unbedingt seinen Willen durchsetzen, hat Probleme mit Macht und Autorität.

Walnut (Walnuß)
In einer Phase des Neubeginns oder einer einschneidenden Veränderung der Lebensumstände läßt man sich verunsichern und wird wankelmütig.

Water Violet (Sumpfwasserfeder)
Man zieht sich innerlich zurück; isoliertes Überlegenheitsgefühl

White Chestnut (Weiße Kastanie)
Bestimmte Gedanken kreisen unaufhörlich im Kopf; man wird sie nicht wieder los; innere Selbstgespräche und Dialog.

Wild Oat (Waldtrespe)
Man zersplittert sich, hat unklare Zielvorstellungen, ist innerlich unzufrieden, weil man seine Lebensaufgabe nicht findet.

Wild Rose (Heckenrose)
Man fühlt sich apathisch, teilnahmslos; innere Kapitulation.

Willow (Gelbe Weide)
Man fühlt sich den Umständen machtlos ausgeliefert, ist verbittert und sieht sich als „Opfer des Schicksals".

Rescue (Erste Hilfe Tropfen; Cherry Plum; Clematis, Impatiens, Rock Rose, Star of Bethlehem)
Man ist durch Schreck und schockierende Erlebnisse aus dem Gleichgewicht gekommen. Man ist in innerer Spannung, weil Aufregendes bevorsteht.

Meiner Meinung nach sind die o.g. Bach-Blüten eine gute Soforthilfe, ersetzen jedoch nicht die Aufarbeitung von ungelösten seelischen Konflikten.

Photo-Reading

Die neue Hochgeschwindigkeits-Lese/Lern-Methode

Das Kernstück des PHOTO READING WHOLE MIND SYSTEM bildet eine Technik, durch die Texte mit einer Geschwindigkeit von 25.000 Worten pro Minute „mental photographiert" werden können. Anders als beim herkömmlichen

Lesen schaut man dabei mit „Photofokus" auf die Druckseite, eine Sehweise, die auch zum Wahrnehmen von Stereoprogrammen, den bekannten 3D-Bildern, Voraussetzung ist. Das auf diese Weise aufgenommene Material kann dann auf verschiedenen Wegen aktiviert, d.h. ins Bewußtsein gebracht werden.

Die Photo-Reading-Technik führt in Verbindung mit einer Reihe von anderen fortgeschrittenen Lesetechniken zu einer bemerkenswerten Beschleunigung und Steigerung des Verständnisses von gelesenem Material, zu einer Verbesserung der Behaltensleistung und zu leichterem Zugang auf bereits bestehendem Vorwissen.

Das Ziel dieses Seminars – bestehend aus zwei Teilen – ist den „Leser" zu einer neuen Würdigung intuitiver Prozesse und einem besseren Verständnis des Zusammenwirkens von bewußter und unbewußter Informationsverarbeitung zu führen.

Mangelerscheinungen

Vitamine

Vitamin A (Retinol)
Ist wichtig für: (Schleim-)Haut, Augen, Blut, Verdauungssäfte, Zellkerne
Enthalten in: Grünem und gelbrotem Gemüse, Leber

Vitamin D
Ist wichtig für: Knochen, Zähne, Nerven, Wachstum, Blutgerinnung
Enthalten in: Fisch, Fischöl, Eiern

Vitamin E
Ist wichtig für: Immunschutz der Zellen, Herzmuskel, Durchblutung
Enthalten in: Nüssen, Samen, Pflanzenöl

Vitamin K
Ist wichtig für: Blutgerinnung, Knochenbildung
Enthalten in: Grüngemüse, Kohl, Eigelb, Käse

Vitamin B1 (Thiamin)
Ist wichtig für: Nerven, Gedächtnis, Wachstum, Appetit, Darmtätigkeit
Enthalten in: Nüssen, Samen, Keimen, Gemüse, magerem Fleisch

Vitamin B2 (Riboflavin)

Ist wichtig für: Fett-, Eiweiß- und Kohlenhydratstoffwechsel, Zellatmung, Augen, Haar, Fingernägel

Enthalten in: Milch, Leber, Niere, Eiern, Nüssen, Samen

Vitamin B3 (Niacin)

Ist wichtig für: Kreislauf, Cholesterinspiegel, Fett-, Eiweiß- und Kohlenhydratstoffwechsel, Nerven, Haut, Hormonproduktion, Verdauungssystem

Enthalten in: Fleisch, Fisch, Nüssen, Gemüse, Bierhefe

Vitamin B5 (Pantothensäure)

Ist wichtig für: Nebennierenhormone, Zellstoffwechsel, Zellenergie, Fettverwertung, Verdauungstrakt

Enthalten in: Vollkorn, Leber, Eigelb, Bierhefe

Vitamin B6 (Pyridoxin)

Ist wichtig für: Eiweißstoffwechsel, rote Blutkörperchen, Immunkörper, Bau von Zellkernen

Enthalten in: Leber, Nüssen, Weizenkeim, Bohnen, Bananen, Avocados, Bierhefe

Vitamin B12 (Cobalamin)

Ist wichtig für: Nerven, Fett-, Eiweiß und Kohlenhydratstoffwechsel, Eisenverwertung, Zellkerne

Enthalten in: Leber; Nieren, Eigelb, Käse, Muskelfleisch, Fisch

Folsäure

Ist wichtig für: Eiweißstoffwechsel, rote Blutkörperchen, Zellkerne, Gehirn, Stimmungslage, Appetit, Magensäure

Enthalten in: Leber, Grüngemüse, Bierhefe

Biotin

Ist wichtig für: Fettverwertung, Haut, Haare, Fingernägel, Muskelzellen, Blutzuckerspiegel, Nervenenergie

Enthalten in: Leber, Eigelb, Tomaten, Soja (Tofu), Kleie, Naturreis, Bierhefe

Cholin

Ist wichtig für: Fettverwertung, Leber, Gallenblase, Cholesterinspiegel, Konzentration, Nerven, Gehirn

Enthalten in: Eigelb, Fleisch, Vollkornprodukte, Gemüse, Lecitin

Inositol

Ist wichtig für: Entspannung, Nerven, Haar, Verdauung, Knochenmark, Muskeln

Enthalten in: Fleisch, Milch, Früchten, Nüssen, Vollkorn, Gemüse

Para-Amino-Benzoesäure (PABA)

Ist wichtig für: Darmflora, Eiweißverwertung, rote Blutkörperchen, Haut, Haare

Enthalten in: Leber, Bierhefe, Weizenkeim, Melasse

Vitamin C

Ist wichtig für: Immunschutz, Gefäßwände, Hormonproduktion, Bindegewebe, Calcium- und Eisen-Stoffwechsel, Wundheilung

Enthalten in: Früchten, Tomaten, Gemüse

Quasi-Vitamine

Bioflavonoide

Ist wichtig für: Gefäße, Kreislauf, Immunschutz, Fettverwertung, Blutbild

Enthalten in: Beerenfrüchten, anderem Obst, Buchweizen, Gemüse

Carnitin

Ist wichtig für: Fettverbrennung, Muskelenergie, Zellentgiftung, Leber, Nebenhoden

Enthalten in: Muskelfleisch, Leber, Milch

Pargaminsäure (Vitamin B15)

Ist wichtig für: Eiweißstoffwechsel (speziell im Herzmuskel), Fett- und Zuckerstoffwechsel, Drüsen, Nerven, Kreislauf

Enthalten in: Vollkornprodukten, Naturreis

Coenzym A

Ist wichtig für: Zellenergie, Blutfettwerte, Vitalität

Enthalten in: Joghurt, Pantethin (Bestandteil des B-Vitamins Pantothensäure)

Coenzym Q10

Ist wichtig für: Fettverbrennung, Energieerzeugung, Herzmuskel, Vitalität

Enthalten in: Rinderherz, Muskelfleisch, Leber, Niere, Eigelb, Milchfetten, Vollkorn, Weizenkeim

Mineralien und Spurenelemente

Bor
Ist wichtig für: Glykogenbildung in der Leber
Enthalten in: Pflanzen, Innereien

Calcium
Ist wichtig für: Knochen, Nerven, Blutgerinnung, Muskeltätigkeit
Enthalten in: Milch, Käse, Joghurt, grünem Blattgemüse, Kräutergewürze
Überdosierung: Verkalkung von Gefäßen und Gelenken, Nieren- und Blasensteine

Chlor
Ist wichtig für: Säure-Basen-Haushalt, Magensäure, Entgiftung, Hormontransport, Gelenke, Gelenke, Sehnen
Enthalten in: Kochsalz, Algen, Roggen, Oliven

Chrom
Ist wichtig für: Insulinproduktion, Kohlenhydrat- und Fettstoffwechsel
Enthalten in: Bierhefe, Fleisch, Vollkorn, Pflanzenöl
Überdosierung: Abbau von roten Blutzellen, Leber- und Nierenschäden

Eisen
Ist wichtig für: Produktion von Blutfarbstoff, Sauerstofftransport, Zellatmung
Enthalten in: Leber, Austern, Herz, Zunge, Muskelfleisch, grünem Blattgemüse, Vollkorn
Überdosierung: Ablagerungen in Bauchspeicheldrüse, Haut, Herzmuskel, Leber

Fluor
Ist wichtig für: Knochen, Zähne; Fortpflanzung, Wachstum
Enthalten in: Fisch, Meeresfrüchten, Teeblättern, Fleisch, Käse
Überdosierung: Verfärbung und Defekte im Zahnschmelz, Verkalkung der Nieren, Gelenkversteifung

Germanium
Ist wichtig für: Immunsystem, Herz
Enthalten in: Knoblauch, Ginseng
Überdosierung: Nierenschäden

Gold

Ist wichtig für:	nicht geklärt
Überdosierung:	durch Zahnmetalle

Jod

Ist wichtig für:	Schilddrüsen, Zellenergie, Fettverbrennung, Vitalität
Enthalten in:	Seefisch, jodiertes Speisesalz, Lebertran, Milch, Eier, Bratfisch,
Überdosierung:	Allergien, Jodakne, selten Schilddrüsenüberfunktion

Kalium

Ist wichtig für:	Flüssigkeitshaushalt, Nervenimpulse, Wachstum, Entgiftung, Zellstoffwechsel, Enzym, Haut, Sauerstoffversorgung des Gehirns
Enthalten in:	Orangen, Vollkorn, Bananen, Kartoffeln, Sonnenblumenkernen
Überdosierung:	Funktionsstörungen von Nieren, Muskeln, Nerven, Herz, Kreislauf

Kobalt

Ist wichtig für:	Enzyme, Eiweißsynthese
Enthalten in:	Nüssen, Leber, Hirn, Kakaopulver

Kupfer

Ist wichtig für:	Eisenverwertung, Enzym, Farbbildung in Haut und Haar, Nervenzellen, Knochenbau
Enthalten in:	Leber, Vollkorn, grünem Blattgemüse, Nüssen, Meeresfrüchten
Überdosierung:	Allergien, Übelkeit, Durchfall, Krämpfe, gestörte Gallensaftproduktion, Blockierung der Entgiftungsfunktionen

Lithium

Ist wichtig für:	Psyche, Gelenke

Magnesium

Ist wichtig für:	Immunabwehr, Enzyme, Nerven, Muskeltätigkeit, Hormonproduktion, Zellenergie, Körpertemperatur
Enthalten in:	Grünem Gemüse und Salate, Soja, Weizenkeime, Meeresfrüchten, Feigen, Mais, Nüssen, Samen

Mangan

Ist wichtig für:	Enzyme, Knochen, Nerven, Eiweiß-, Fett-, Cholesterinstoffwechsel, Entgiftung
Enthalten in:	Vollkorn, Nüsse, Hülsenfrüchte, Tees, Soja, Beerenobst

Überdosierung:	Störung der Bildung von rotem Blutfarbstoff

Molybdän

Ist wichtig für:	Hormonproduktion, Zähne, Harnsäure-, Eisenstoffwechsel, Kupferverwertung
Überdosierung:	Durchfall, Wachstumsstörungen, Hormonstörungen

Natrium

Ist wichtig für:	Wasser-, Säure-Basen-Haushalt, Muskeltätigkeit, Nervenimpulse, Blut, Lymphflüssigkeit, Entgiftung, Verdauung
Enthalten in:	Kochsalz, Fisch, Meeresfrüchte, Fleisch, Geflügel, Algen
Überdosierung:	Ödeme, Bluthochdruck mit Schwindel, Benommenheit

Phosphor

Ist wichtig für:	Zellstoffwechsel, Zellenergie, Muskeltätigkeit, Knochen, Zähne, Nierenfunktion, Nervenimpulse, Gehirnzellen
Enthalten in:	Fleisch, Fisch, Geflügel, Eiern, Vollkorn, Samen, Nüssen
Überdosierung:	Nebennierenunterfunktion, Hyperaktivität bei Kindern

Schwefel

Ist wichtig für:	Bindegewebe, Haut, Fingernägel, Durchblutung, Nerven, Zellatmung, Gallen-Produktion
Enthalten in:	Eigelb, Fisch, Fleisch, Milch, Käse, Gemüse, Nüssen

Selen

Ist wichtig für:	Immunschutz, Wachstum, Sauerstoffwechsel, Sehkraft, Zeugungsfähigkeit
Enthalten in:	Vollkorn, Knoblauch, Fleisch, Fisch, Krabben, Bierhefe, Leber
Überdosierung:	Haarausfall, deformierte Fingernägel, Herzmuskelschwäche, Leber-Schrumpfung

Silizium

Ist wichtig für:	Gefäße, Nägel, Haare, Haut, Herz

Strontium

Ist wichtig für:	Knochen

Vanadium

Ist wichtig für:	Wachstum, Fettstoffwechsel, Zähne
Enthalten in:	Sojabohnen, Maiskeimöl, Sonnenblumenöl, Hülsenfrüchte

Zink

Ist wichtig für:	Enzyme, Bindegewebe, Kohlenhydratstoffwechsel, Immunabwehr, Sexual-Funktion
Enthalten in:	Vollkorn, Bierhefe, Weizenkleie, Weizenkeime, Kürbis
Überdosierung:	Durchfall, Erbrechen, Magen-, Darmreizungen, Stoffwechselstörungen

Zinn

Ist wichtig für:	Wachstum
Enthalten in:	Gemüse, Fleisch
Überdosierung:	Durchfall, Erbrechen, Bauchkrämpfe

Entgiftungstherapien

Unsere Ausscheidungsorgane sind, auch in der Wertigkeit der nachfolgenden Reihenfolge:

1. Nieren
2. Darm
3. Lunge
4. Haut

d.h. sind die Nieren durch Kristalle, Grieß, Steine verstopft, der Darm verdreckt, die Lunge verpappt und die Haut verkleistert, muß der ganze Müll aus der Umwelt im Körper bleiben.

Sind irgendwann alle „Mülldeponien" randvoll, ist der Organismus gezwungen Geschwüre zu bilden und den Müll dort abzulagern, um überhaupt weiter existieren zu können.

Aus diesem Grund und weil wir täglich unzählige Schadstoffe zu uns nehmen, ist es unbedingt erforderlich, täglich eine der nachfolgenden Entgiftungsmaßnahmen anzuwenden, um gesund zu bleiben.

Salzbäder (Solbäder)

Seit Jahrhunderten bekannt - diese ziehen den Müll über die Poren der Haut aus dem Körper. – Hilft sehr gut bei einer beginnenden Erkältung, oder Muskelkater.

Man benötigt ca. 1 Päckchen Salz, heißes Wasser, eine Badewanne, bleibt ca. 20 Minuten in der Wanne, duscht sich mit klarem warmem Wasser danach ab und ruht danach wenigstens eine halbe Stunde, bzw. schwitzt weiter in Decken und Tüchern.

Dies kann auch als Fußbad in einem möglichst hohen Eimer gemacht werden.

Ölspülen

Man nimmt eine kleine Menge Sonnenblumenöl – oder anderes Öl – in den Mund und preßt dies ca. 20 Minuten immer wieder durch die Zähne, spuckt dies aus und putzt sich gründlich die Zähne. Die Anwendung ist besonders wirksam bei leerem Magen und kann bis zu dreimal täglich gemacht werden. – Bei rheumatischen Beschwerden ist diese Anwendung recht erfolgreich.

Ansteigende Armbäder

Meist werden zwei ansteigende Armbäder pro Woche durchgeführt.

In der ersten Woche beginnt man mit 36 Grad Wassertemperatur. Durch Zufuhr von warmem Wasser wird die Temperatur innerhalb von 8 - 10 Minuten auf 39 Grad erhöht. In der zweiten Woche wird die Wassertemperatur von 36 Grad innerhalb von 8 – 12 Minuten auf 40 Grad erhöht.

In der dritten Woche kann innerhalb von 8 – 15 Minuten die Temperatur von 36 Grad auf 41 Grad ansteigen. Wenn man diese Prozedur gut ertragen konnte, kann man in der vierten Woche die Temperatur sogar auf 42 Grad ansteigen lassen.

Die ansteigenden Armbäder haben sich hervorragend bei chronischer Bronchitis und Lungenasthma bewährt. Allerdings dürfen diese Armbäder nur bei einem stabilen Kreislauf und einer normalen Herztätigkeit angewandt werden.

Feueratem

Der Feueratem ist eine Yoga-Atemtechnik und ist im Grunde nur ein beschleunigter langer, tiefer Atem – im Gegensatz zum Hecheln, bei dem der Atem oberflächlich ist.

Der Atem geht ziemlich schnell (2-3 Atemzüge pro Sekunde) gleichmäßig und kräftig, ohne Pause zwischen dem Einatmen und dem Ausatmen. Bei Ausatmen wird die Luft durch Einziehen des Nabelpunktes und der Bauchdecke in Richtung Wirbelsäule herausgepreßt. Bei dieser Bewegung bleibt der Brustbereich ziemlich entspannt. Die Energie konzentriert sich um den Nabelpunkt. Man sollte die Muskelentspannung in diesem Bereich fühlen können. Beim Einatmen entspannt sich die Bauchdecke und das Zwerchfell dehnt sich nach unten aus; der Atem scheint mehr als Folge der Entspannung anstatt als Folge von Anstrengung hereinzuströmen. Die beteiligten Muskeln sind die Bauchmuskeln. Zu Anfang hat man möglicherweise die Tendenz, mehr Muskelgruppen als notwendig einzusetzen. Wichtig ist, die Spannungen und Anstrengungen, die sich in den Beinen, im Gesicht, in den Schultern und in den Beinen aufbauen können, zu lösen. Der Rest des Körpers ist relativ bewegungslos. Auch die obere Brust ist bewegungslos und in leicht angezogener Position. Zu Anfang können sich der Nabelpunkt und solar Plexus müde oder unkoordiniert anfühlen. Mit zunehmender Praxis wird der Atem jedoch rhythmisch und sehr leicht gehen.

Mit etwas Praxis ist es möglich den Feueratem bis zu 20 Minuten und mehr auszudehnen.

Der Feueratem reinigt das Blut, führt neue Energie zu, erhöht das Spannungspotential des Nervensystems, erhöht die physische Ausdauer, erhöht die Konzentration, hilft Süchte zu überwinden und reinigt deren negative Auswirkungen, erweitert die Lungenkapazität und entfernt Giftstoffe.

Eigennosode in einer LM-Potenz-Reihe.

Damit wird 1 – 2 mal pro Woche der Bauchnabel eingerieben.

Diese Nosode tat eine sehr starke Wirkung auf das physische und psychische Befinden, akuter und chronischer Art.

Die Eigenurintherapie

durch Einläufe

als Nosode (hom. Medikament)

Die Bioresonanztherapien

Medikamentöse Ausleitung von Giften:

Derivatio, Okoubaka und Okoubasan D 2.

Medikamentöse Reinigungskuren:

Die Leimbachkur der Fa. Heel –

Phosphor Hom., Galium, Psorino, Lymphomyosot.

Die Phönix Entgiftungskur –

Phönohepan, Phönix Solidago, Phönix Antitox.

Darmreinigung:

Die Colon-Hydro-Therapie –

eine intensive Darmreinigung mit Wasser und Sauerstoff.

Therapeutische Einläufe mit speziellen Tees.

Heilfasten:

Entgiftung durch Aminosäuren, Vitamine, Mineralien, Spurenelemente und Coenzym Q10.

Edelsteintherapie –
verschiedene Edelsteine, wie z.B. der Malachit haben entgiftende oder der Bergkristall eine reinigenden Wirkung allgemein. Andere wirken gezielt auf ein Organ

Aromatherapie –
verschiedene Öl haben eine desinfizierende Wirkung, das sind:
Thymian, Lavendel, Eukalyptus, Nelken. Wichtig ist auf die Einheit des Öle zu achten !

Entspannungstherapien

Die meisten von uns mußten sich im Elternhaus und Schule, beim Militär, in den Lehrwerkstätten, in der Landwirtschaft, in der Industrie, im Handel, in der Verwaltung strengen Führungs- und Organisationsgrundsätzen beugen, die wir heute als total veraltet empfinden. Bei fast jedem von uns waren Verkrampfungen, mürrische Verbissenheit und innere Unruhe häufige Folgen, deren Ursache uns jedoch meist nicht bewußt bleiben.
Als Krabbelkinder erfüllten wir unsere Eltern um so mehr mit Stolz, je früher wir laufen lernten und stubenrein waren. „Geh gerade! Setz dich gerade! Lege die Arme richtig neben den Teller! Iß ordentlich! Sprich deutlich! Nimm dich zusammen!" Wie oft wohl haben wir das zu hören bekommen? Doch beim Militär waren wir dennoch „Fragezeichenfiguren, Jammerlappen und Schlappschwänze", „Mann stehen Sie nicht da wie das Leiden Christi!"
Man ging davon aus, daß der zum Militär Einberufene sich nicht anziehen, nicht gehen, nicht stehen, nicht richtig sitzen und nicht richtig sprechen konnte.
Dies alles hinterläßt Spuren.

Das Autogene Training ist eine Technik der „konzentrativen Selbstentspannung" und führt uns darüber hinaus zu jener natürlichen Spannungsfrische, die wir als Startstellung zur Bewältigung unserer Alltagsaufgabe besser brauchen können als jene übertriebene Anspannung und Haltung um jeden Preis.
Die Möglichkeiten, in gesunden und in kranken Tagen durch Autogenes Training Widerwärtigkeiten und Beschwerden besser zu bewältigen sind fast unbegrenzt.
Es gibt Untersuchungen, daß z.B. Zuckerkranke durch Autogenes Training bessere Laborwerte bekamen. Bluthochdruck, oder Herzrhythmusstörungen lassen sich gut beseitigen.

Das Biofeedback oder biologische Rückkoppelung ist eine Informationstechnik, die einer Person erlaubt, den Ablauf gewisser Prozesse zu verfolgen, sie also zu kontrollieren.

Wird die Methode des Feedback auf biologische Prozesse angewandt, nennt man sie Biofeedback. Sie hat zum Ziel, gewisse Prozesse erkennbar und damit kontrollier- und steuerbar zu machen. So wird in uns durch optische Zeichen oder durch Lautzeichen möglich, bestimmte physiologische Mechanismen zu verfolgen, die uns normalerweise nicht bewußt sind. Durch Bewußtmachung (oder Wiederbewußtmachung) bestimmter biologischer Vorgänge in unserem Innern schlägt das Biofeedback eine Brücke über den Graben, der unsere geistigen Phänomene und unsere psychische Phänomene voneinander trennen. Sie vereinigen sich und geben so unserem Geist die Möglichkeit die Funktionen unseres Körpers wieder ins Gleichgewicht zu bringen.

Etymologisch heißt Yoga Einheit, Verschmelzung mit einem höheren Prinzip. Daher bedeutet die Versenkung im Yoga „eins sein", und wir erkennen allmählich, daß es sich um etwas völlig anderes als eine Sonderform körperlicher Ertüchtigung mit orientalischem Anstrich handelt. Genau genommen gibt es nicht ein Yoga, sondern Yogas, die sich in ihrer Zielsetzung und ihrer Methoden unterscheiden. Abhängig vom Übersetzer finden sich oft leichte Unterschiede in der Schreibweise. Das Jnana-Yoga ist das Yoga der Erkenntnis und der Überlegung. Es beruht auf der Meditation. Der Yogi sucht den Gegenstand seiner Meditation zu durchdringen und sich damit zu identifizieren. Das Bhakti-Yoga ist das Yoga der Liebe , der Wohltätigkeit und des Verzichts. Das Mantra-Yoga ist ein Verfahren zur Erlangung eines veränderten Bewußtseinszustands durch Wiederholung von Merksätzen. Das Karma-Yoga ist der Pfad der Erfüllung, es ist ein Yoga der Tat. Das Ryja-Yoga schließlich kann als letzte Krönung des ganzen Gebäudes angesehen werden: es ist der königliche Pfad oder die Einswerdung durch die Meditation. Das Hatha-Yoga nun ist uns westlichen Menschen am besten vertraut und es umfaßt die berühmten Körperhaltungen oder Asanas. Es ist praktisch die einzige Yoga-Form, die üblicherweise in unserem Land gelehrt wird.
Die meisten anderen asiatischen psychophysiologischen Techniken haben gleiche oder ähnliche Grundlagen.

Essentielle Denkstrategien
Das Leben ist wie ein Kippbild: es ist lediglich eine Frage der Perspektive, ob wir etwas gern machen oder ob wir aus Schlechtem das weniger Schlechte auswählen. Je öfter wir das positive Kippbild halten können, desto mehr verwandeln wir den äußeren Druck in inneren Drang. Wir verstehen inneren Drang als eigenen Wunsch, ein Ziel erreichen zu wollen (im Gegensatz zum äußeren Druck auf ein

Ziel hin, das nicht den eigenen Wünschen entspricht) Der innere Drang setzt die Energie frei, die ich für meine Ziele brauche.

Sobald meine Entscheidungen mehr Einfluß auf mich haben als die Entscheidungen anderer, erlebe ich mich unweigerlich als denjenigen, der selbst lenkt. Da ich den äußeren Einfluß der anderen auf mich nicht verhindern kann, muß ich meinen Einfluß auf mich so erhöhen, daß er energetisch (nicht energisch) über dem Druck liegt, den die „Außenwelt" auf mein Verhalten ausübt. Um Mißverständnisse zu vermeiden: Es geht um die Änderung der inneren Haltung, so daß ich nicht mit mehr Anstrengung das Gewohnte weitermache, sondern so, daß meine Selbstbestimmung mir mein Leben einfacher macht, weil ich einfach selbst entscheide.

Wenn Sie zu Ihrem Bedürfnis keine Vorstellung haben (ein Bild, ein Geräusch, ein Gefühl oder anderes, Ihnen angemessenes), ist Ihr Wille noch nicht gerichtet, und Verkrampfung ist die Folge. Erst wenn Sie Ihren Willen mit dem Zielbild verbinden, hat es die nötige Kraft, sich zu realisieren. Sie bewegen sich in der Regel in Richtung Ihrer inneren Zielbilder, unabhängig davon, was Sie vom aktuellen Gefühl her in einer Situation wollen!

Wenn Sie doch einmal mit einem Zielbild im Zweifel sein sollten; Stellen Sie sich zehn Tage lang einmal pro Tag fünf Minuten Ihr Zielbild vor! Sie erkennen dann für Sie ungeeignete Ziele daran, daß Ihr innerer Widerstand dagegen von Tag zu Tag größer wird. Erfolgszielbilder treffen gelegentlich auch auf inneren Widerstand, nur wird dieser mit der Zeit immer geringer. Es gibt auch Dinge, die Sie nicht ändern können – sie gehören zu Ihrer Identität – und sie sollten demzufolge auch nicht geändert werden. Überlegen Sie dann, ob es in diesem Fall angemessen wäre, Ihre Umgebung zu ändern.

Sie erreichen persönliche Freiheit nur in dem Maße, in dem Sie Ihre Selbstdisziplin erhöhen! Stellen Sie sich unangenehme Aufgaben zuerst als erreichte Teilziele vor, und genießen Sie dabei das Gefühl, nach eigenen Zielbildern zu leben – stellen Sie sich auch nicht sofort den Weg dorthin vor!

Verwenden Sie folgende Strategie:

Lassen Sie Ihr Optimal-Selbstbild zu sich sprechen: „Es wird schön sein,..................getan zu haben.

Planen Sie ganz genau jeden Schritt und entsprechende Teilziele.

Lassen Sie sich von Ihrem Optimal-Selbstbild das innere Kommando zum konkreten Handeln geben: „Los!"

Merken Sie sich: Wer sich selbst und den anderen, allein und in Gemeinschaft, keine Ziele setzt, ist zeitlebens dazu verurteilt, ein Leben aus zweiter Hand zu führen und nur für andere zu leben und zu arbeiten.

Änderung des Glaubenssystems

Es ist nicht zu bestreiten, daß die Gesamtheit der gespeicherten Daten aus der Vergangenheit, die sich auf das beziehen , was Ihnen bisher widerfahren ist, als Ihr persönliches Glaubenssystem, Ihre Realität oder die Wahrheit, wie Sie sie kennen, bezeichnen und akzeptieren. Es dient Ihnen als Bezugssystem, in das Sie alle neuen Lebenserfahrungen einordnen können und das die gesamte Programmierung repräsentiert, der Ihr Gehirn willentlich oder zwangsläufig, bis zum heutigen Tag, ausgesetzt war.

Der nächste wichtige Gedanke bezieht sich darauf, daß Sie sich klar machen müssen, daß Ihr Glaubenssystem fast immer unvollständig ist. Wir sind alle in einem gewissen Maße Ignoranten, denn keiner von uns kann von sich erwarten, daß es alles weiß, und das nicht einmal auf einem einzigen Gebiet, ob es nun so klein ist wie ein Atom oder so groß wie das ganze Universum. Es ist daher nur natürlich, daß Ihre Wahrnehmung unter erheblichen Verzerrungen leidet. Da sie selektiv ist, nehmen Sie nur selten die Wirklichkeit so wahr, wie sie ist. Sie nehmen nur das wahr, was Ihr Filtersystem für wichtig hält.

Wir leben alle in einer mentalen Domäne. Der Wahrnehmungsprozeß spielt sich letzten Endes in unserem Gehirn ab, nicht in den Sinnesorganen. Deshalb ist das, was wir „sehen", nur unsere Interpretation dessen, was wirklich ist. Tatsächlich wissen wir nicht einmal, was wirklich da ist! Es ist voll und ganz eine „angenommene" Welt, die wir uns schaffen und kennenlernen.

Ein Beispiel: Ein Betrunkener auf dem Weg nach Hause. Er fällt um, rappelt sich an einem Gartenzaun hoch und brüllt: "Laßt mich hier raus! Ihr könnt mich doch nicht einsperren!"

Er bräuchte sich nur umzudrehen und seinen Weg fortzusetzen um nach Hause zu kommen.

Genauso verhält es sich mit unseren Wahrnehmungen und Glaubenssätzen. Es liegt in unserer Hand, ob wir das Hindernis oder den freien Weg wahrnehmen wollen.

Verspannungen sind auch Ängste, und wir haben sie alle. Angst kann durch Ihre Gedankenmuster entstehen, daß Sie „schlecht" sind, daß Ihnen etwas zustoßen könnte, wenn Sie nicht vorsichtig genug sind. Angst zeigt sich auch an ausgeprägter Selbstkritik – an der Frage, ob man jemanden enttäuscht habe, oder an dem Gedanken, daß man sich nicht ausreichend bemühe oder nichts wert sei. Nehmen Sie sich diese Ängste, die Sie an sich entdecken nicht übel. Furcht ist wie eine verborgene Strömung, je mehr Ängste Sie aufdecken und sich Ihnen stellen, um so mehr können Sie diese auflösen.

Wie entdeckt man Ängste ? Nehmen Sie sich einen Lebensbereich vor, in dem Sie eine Entscheidung treffen müssen. Fragen Sie sich, ob es irgendeinen Grund gibt, sich nicht für das zu entscheiden, was Sie vorhaben. Möglicherweise stoßen Sie auf verschiedene Ängste: daß nicht genügend Geld vorhanden ist, daß Sie es allein nicht schaffen, daß Sie keinen Erfolg haben werden oder daß Sie von anderen abgelehnt werden, wenn Sie deren Erwartungen nicht entsprechen und für sich selbst einstehen. Während Sie diese Entscheidung überdenken, fragen Sie sich, was Sie tun würden, wenn Sie sich von den höheren Mächten des Universums beschützt, geführt und geliebt wüßten. Würde Ihre Entscheidung anders ausfallen, wenn Sie sicher wären, daß Ihnen Ihre Seele auf jede erdenkliche Weise hilft und Sie Ihrem weisen Selbst voll und ganz vertrauen können ? Das ist eine Möglichkeit, Ängste aufzulösen.

II. Teil

Schmerzhafte Erkrankungen

Zunächst sei erwähnt, daß die Therapie vor der Therapie die Beseitigung von Strahlenbelastung, Schwermetallbelastung und Arzneimittelbelastung sein sollte, da dies Blockaden sind und eine Behandlung jeglicher Art negativ beeinflussen, möglicherweise sogar unmöglich machen. Danach können Sie nach folgender Empfehlung verfahren:

After-Entzündung, After-Jucken

Die Ursache können Parasiten (z.B. Madenwürmer), oder Pilze sein – Beseitigung durch Parasitenkur und / oder Zapper, und / oder Grapefruitkern-Extrakt.
Nervöse Menschen können nach dem Genuß von scharf gewürzten Speisen oder Süßigkeiten Afterbeschwerden bekommen. Durch Schwitzen in der warmen Jahreszeit, durch Durchfall, oder Verstopfung – Beseitigung durch Sauberkeit, reinigen mit lauwarmem Wasser, evtl. auch mit einem Darmkatheter und einer 20 ml-Spritze von innen und mit Watte abtupfen, danach mit Wundsalbe einreiben.

Angina = Halsentzündung.

Bei der einfachen Art kann man sich durch Gurgeln von Salzwasser, ungesüßtem Zitronenwasser ca. alle halbe Stunde und warmen Umschlägen mit Kamillentee, die alle zwei Stunden gewechselt werden, helfen. – Eine Urinuntersuchung auf Eiweiß – was bei Angina häufig ist – wäre zu empfehlen, um auszuschließen, daß keine Nierenentzündung dazu kam. Bei einer eitrigen Angina sollte ein Arzt aufgesucht werden.

Armschmerzen

Linderung schaffen starke Magnete, Baldriankapseln, Acidum sulfuricum D 6 – 3 x 5 Tropfen. Vermeiden Sie Fett in der Ernährung. Machen Sie die Zapperbehandlung und die Leberreinigungskur.

Asthma

bei nervösem Asthma wäre eine Entspannungstherapie zu empfehlen. Bei allergischem Asthma, sollte die Ursache gefunden werden. Eine Zapperbehandlung mit anschließender Nieren- und Leberreinigungskur wäre zu empfehlen.
Gut bewährt hat sich auch: Calcium chloratum, Calcium phosphoricum, Calcium lacticum je 20 g + 50 g Zuckersirup und 500 g Wasser – davon 3 –5 mal täglich 1

Eßlöffel einnehmen. Besonders wirksam zur Vorbeugung ist Lebertran. Ansteigende Armbäder (siehe b. Entgiftung)

Augen – Schmerzen

Die Ursache sind meist Parasiten, aber auch Bakterien, Pilze, Viren. Beseitigung durch Zapperbehandlung. Augenkompressen mit Fencheltee oder Honigwasser (1 TL auf ¼ l Wasser). Pulsatilla nigr. D 30 – 3 x 5 Tropfen. Entgiftungsmaßnahmen.

Auswurf

= Verschleimung. Zapperbehandlung. Bei zäher Verschleimung: Teemischung: Bibernell, Anis, Isländisch Moos je 1 EL, Lungenkraut 2 EL auf 1 Liter Wasser. Täglich 4 Tassen davon trinken. Kamillen-, oder Wollblumen-, oder Salzdampfbäder. Einatmung von ätherischen Ölen – Fichtennadel-, Latschenöl (Aromatherapie). Senfmehlbrustwickel ist zu empfehlen bei chronischer Verschleimung. (in der Apotheke erhältlich)

Backe, geschwollene

= Zahnschmerzen, z.B. nach Zahnarztbesuch (nicht anstatt!!)
Kann auch rheumatischer Natur sein. Zapperbehandlung. Entgiftungsmaßnahmen, z.B. Salzbäder. Heißes Fußbad vor dem Schlafengehen und heißen Fliedertee, oder das Auflegen eines Senfpflasters hinterm Ohr, oder im Nacken, warme Wasserdämpfe auf die kranke Backe. Mundspülungen mit Salzwasser.

Bauchschmerzen

Die Ursache ist meist der Darm oder die Gebärmutter. Verstopfungen, Blähungen, Durchfall und Erkältungen kommen als Grund in Frage. Es besteht auch die Möglichkeit eines Nieren- oder Gallenleidens, oder einer Blinddarmentzündung.
Bei Verstopfung evtl. leichtes Abführmittel anwenden. Bei Blähungen Pfefferminz-, Kümmel-, Anis-, oder Fencheltee kalt trinken und Bauchmassage, und evtl. Knoblauch.
Siehe auch Mentruationsstörungen.

Beckenbindegewebsentzündung

= Unterleibsentzündung gehört in ärztliche Behandlung, zusätzliche kann eine Zapperbehandlung erfolgen.

Beinschmerzen

bei Kindern = Wachstumsschmerzen. Die Ursache ist meist eine Blei- oder Kadmiumbelastung. Zur Linderung: Beine in warmes Wasser tauchen, kühle, feuchte Umschläge, vorsichtige Massage, Vitamin B 3.
Bei Erwachsenen – Schwermetalle wie Quecksilber (Amalgamfüllungen), Kadmium (Rauchen, Abgase, Leitungswasser, Zahnfüllungen), Thallium (Zahnmetall, aber auch Wattestäbchen, Zahnseide, Damenbinden, Tampons, Heftpflaster, Wegwerfwindeln), Kupfer (Zahnmetall, Wasserleitungsrohre)
Erforschen Sie die Ursache. Nehmen Sie Magnesiumoxyd, Vitamin B 3 – falls möglich 50mg zu den Mahlzeiten, Verringerung der Phosphataufnahme durch Nahrung, Durchführung von Nieren- und Leberreinigungskur + Zapperbehandlung.

Blasenschmerzen

Zapperbehandlung, Vitamin C, Cantharis D 6.

Blinddarmreizung

Zapperbehandlung. Erforderlich Stuhlentleerung, nicht durch Abführmittel, auch nicht Klistiere. Keine Aufnahme von Speisen oder Getränken. Bei Durst nur schluckweise ungesüßten Tee trinken. Lymphmittel einnahmen. Bei Verdacht auf Blinddarmentzündung Arzt aufsuchen.

Bluterguß

Salbenverband mit Arnika-, guter Ringelblumen-, oder Traumeelsalbe, zusätzlich Traumeeltropfen 3 x 50 Tropfen im akuten Zustand.

Brandwunden

kühlendes Wasser, rohe geriebene Kartoffel auflegen. Äußerlich und innerlich: Kal.chlorat. D 6

Brechreiz

Übelkeit in der Schwangerschaft. Mit Einverständnis des Gynäkologen wöchentlich einen Vitaminstoß mit Vitamin B6 und B12. Ein älteres pflanzliches Mittel ist: Zimttee = 2 EL Zimt (Rinde oder Pulver) mit einem halben Liter kochendem Wasser übergießen, 10 Minuten ziehen lassen, durch seihen und mit Honig abschmecken. Davon 3 x täglich 5 ml vor den Mahlzeiten trinken.
Bei Übelkeit empfiehlt sich der Genuß von Stärke – Teigwaren, Kartoffeln, Reis, Brot. Zu den Getreideprodukten Vitamin C zufügen.

In schweren Fällen versuchen Flüssignahrung zu verabreichen, zusätzlich 2 x täglich Wassereinläufe mit einem halben Liter abgekochtem lauwarmem Wasser mit evtl. Baldriantee-Zusatz. Falls nötig Nährklistiere geben.

Brechreiz ohne Schwangerschaft
Natrium sulf. D 6, Kalium sulf. D 6, Kalium chlor. D 6 Nach zu viel Essen: Pulsat. nigr.

Brüche der Knochen

Schädelbruch
Bei Erbrechen soll der Kopf auf die Seite gedreht, im übrigen eine normale Lage mit leicht erhöhtem Oberkörper eingenommen werden, wobei man ganz vorsichtig mit beiden Händen den Kopf auf das stützende Kissen legt. Auf das blutende Ohr bindet oder legt man einen sterilen Verband. Kein weiteres Herumhantieren.

Unterkieferbruch
Mittels eines Tuches stützt man die Bruchhälften, indem man das Tuch über dem Kopf zusammenknüpft. Ist Atemnot vorhanden so muß die Zunge herausgezogen werden.

Wirbelbruch
Verletzten nicht bewegen, nur leicht unterstützen, für Erwärmung des Körpers durch Zudecken sorgen.

Rippenbruch
Anlegen eines Armtragetuches. Oberkörper hoch lagern

Beckenbruch
vorsichtig in Normallage bringen.

Schlüsselbeinbruch
oder in der Nähe des Schultergelenks oder Verrenkung. Der Arm wird ins Tragetuch gelegt, zwischen Arm und Körper ein kleines Kissen, eines zweites Tuch wird um den Arm und die Brust gebunden.

Oberarmbruch
Stützschiene an der Außenseite von der Schulter bis zum Ellenbogen, am besten bis zu den Fingern anlegen. Durch ein Armtragetuch ruhigstellen.
Verletzungen nahe des Ellbogengelenks – Schienen und Armtragetuch.

Unterarmbruch
Schienen und Armtragetuch.

Hand-und Fingerbruch
Anlagen eines Armtragetuchs.

Oberschenkelbruch in der Nähe des Hüftgelenks
Normallage, unterm Knie und seitlich am verletzten Bein Polsterung und Stützen anbringen. Bein nicht drehen.

Oberschenkelbruch in der Mitte des Oberschenkelknochens
Schiene anlegen, vom Fuß bis fast zu den Rippen und einbinden.

Kniegelenksverletzungen, Bruch dicht oberhalb, Ausrenkung der Kniescheibe
Schiene anlegen mit Polsterung, die von der Ferse bis zum Gesäß reicht. Unterschenkelbruch oder Verstauchung – lange Schiene bis zu den Hüften, Unterschenkel leicht erhöht lagern.

Knöchelbruch oder Verstauchung
Ruhigstellen, mit Eis kühlen, einbinden.

Fuß- und Zehenverletzung
gute Lagerung des Beins auf ein Kissen mit vorsichtiger Unterstützung des Fußes.

Brust – Schmerzen

werden meist von Umweltgiften, vorwiegend Schwermetallen verursacht. Die Eierstöcke müssen ebenfalls auf Parasiten und Umweltgifte untersucht werden. Des weiteren sollte der Östrogenspiegel kontrolliert werden. Bestimmte in Nahrungsmitteln vorkommende Schimmelpilze, führen zu einer Steigerung der Östrogenbildung. Bevor Sie Getreide garen, Vitamin C hinzufügen, um den Schimmelpilz unschädlich zu machen.
Knoten in der Brust können schmerzhaft und schmerzlos sein. Warten Sie nicht die Diagnose des Arztes ab, beginnen Sie unverzüglich mit der Parasitenkur und der Zapperbehandlung, nehmen Sie Vitamin C + E. Zur Linderung der Schmerzen feuchtwarme Umschläge.

Darmentzündung

meist durch Parasiten, Bakterien verursacht. Parasitenkur, Zapperbehandlung über mindestens 2 Wochen. Blinddarmentzündung ausschließen.

Darmkolik

Colocynthis D 12 abwechselnd mit Pulsatilla D 10, oder Magn.phosph. D 6

Drüsenentzündung (Lymphdrüsenentzündung)

meist Umweltgifte und Bakterien. Ursache suchen. Entgiftungsmaßnahmen, Zapperbehandlung.

Durchfall

durch Nervosität: Aufregungen vermeiden. Psycho-Hygiene. Diät gemäß Blutgruppe.
Durch Bakterien: Zapperbehandlung. Dhiareel jeweils vor dem Essen, zusätzlich Kohletabletten. Chronischer Durchfall – Teezubereitung: 40 g Gänsefingerkraut (getrocknet, ganzes Kraut) mit einem halben Liter kochendem Wasser übergießen, 20 Minuten ziehen lassen. 1 EL stündlich einnehmen. Acit.nitr. abwechselnd mit Aconit. nehmen

Durchbruch der Zähne

Die Kinder sind meist unleidlich. Viburcol-Zäpfchen beruhigen.

Eichelentzündung

Entzündung zwischen Vorhaut und Eichel durch Ansammlung und Zersetzung des von der Vorhaut abgesonderten Talgs und ist meist die Folge von Unreinlichkeit. Waschungen mindestens einmal pro Tag mit lauwarmem Wasser. Zapperbehandlung und Arztbesuch.

Eierstockentzündung

akut – starke Schmerzen. Arztbesuch, Zapperbehandlung.
Chronisch Entzündung – verursacht durch chronische Verstopfung, körperliche und geistige Überanstrengung. Häufige Folge seelische Störungen. Psycho-Hygiene. Zapperbehandlung.

Erbrechen

die Ursache können Parasiten, Bakterien, Pilze sein. Zapperbehandlung. Wenn Parasiten im Spiel sind auch Parasitenkur. 3 – 4 Tropfen Bittermandelwasser bei leerem Magen.

Fieber

ist eine natürliche Infektabwehr des Körpers und sollte nicht unterdrückt werden. Entgiftungsmaßnahmen, besonders Salzbäder unter der gemessenen Fiebertemperatur, unter Beaufsichtigung (wegen Kreislaufbeschwerden) drücken die Temperatur. Zapperbehandlung.
Zitronenlimonade aus einer halben Zitrone auf ¼ Liter Wasser mit Honig gesüßt, Mandelmilch: Mandeln, Wasser, Apfel oder anderes Obst, im Mixer zerkleinert, Weidenrindentee: 30 g Weidenrinde in ½ Liter Wasser, 10 Minuten kochen lassen. 1 EL alle 3 Stunden, wirken kühlend und lindernd. - China D 6, Acid. salicyl. D 3 -

Fingerentzündung

meist durch Verletzung. Salbenverband mit Arnica-, Ringelblumen-, Traumeelsalbe. Evtl. Zapperbehandlung. Tritt nach 3 Tagen keine Besserung ein. Arztbesuch.
Zur Förderung des Heilungsprozesses Hepar sulf. und Silicea alle 2 Stunden im Wechsel. Kühlende Armbäder von 25 – 30 Grad C. und 10 Minuten Dauer. Den Arm evtl. in der Schlinge tragen. Der Stuhlgang muß ausgiebig und regelmäßig sein – vorzugsweise Rohkost. Entgiftungsmaßnahmen.

Furunkel

äußerlich Arnica-, Ringelblumen-, Traumeelsalbe. Umschläge mit konzentrierter Kochsalzlösung.
Innerlich: 1 Messerspitze in einem Glas lauwarmem Wasser morgens nüchtern trinken. - - Sulf.jod. D 6 -

Fußschmerzen

Haben Sie für Sie unverträgliche Zahnmetalle im Mund? Nach sonstigen Schwermetallbelastungen schauen und durch eine Schwermetallausleitung beseitigen. Prüfen, ob Parasiten oder Bakterien vorhanden sind, danach täglich bzw. 2 x pro Woche Zapperbehandlung, evtl. Parasitenkur oder Grapefruitkern-Extrakt (Rezept im Anhang). Den ph-Wert des Körpers mit Teststreifen prüfen – sollte morgens bei ph 6 sein. – Entsäuerungsmaßnahmen: abends 1 TL in Wasser aufgelöstes Natriumbikarbonat trinken, bzw. 2 Bullrich vital-Tabletten nach jedem Essen in Wasser auflösen und trinken, evtl. gelegentliches Vollbad in 50 g Natriumbikarbonat oder Kaiser Natron. Die Nierenreinigungskur durchführen.

Besonders nötig ist dies, wenn im Bereich des Fußes oder Knöchels Schwellungen auftreten. Dies sind Wasseransammlungen aufgrund von Funktionsstörungen der Nieren

Gallensteinschmerzen
Feststellen, ob Parasiten da sind, danach Parasitenkur, Zapperbehandlung, danach Nieren- und Leberreinigungskur.
Bei einer Kolik: Nux vomica D 6, Bryonia D 6, 2 x 5 Tropfen.
Für regelmäßige Stuhlentleerung sorgen.

Gehirnerschütterung
den Kopf leicht erhöht lagern, Eisbeutel auflegen, kühle Stirn- und Herzaufschläge, evtl. Abwaschungen, heiße Fußbäder, Wärmflasche an die Füße, warm zudecken.
Bei Erbrechen Kopf seitlich lagern

Gelenkschmerzen
die Ursachen sind: Schwermetalle, Parasiten, Ablagerungen in den Nieren und der Leber. Beseitigung der Schmerzen durch Schwermetallausleitung, Parasitenkur, Zapperbehandlung, Nieren- und Leberreinigungskur.
Umschläge mit Heilerde.

Genick = Nackenschmerzen
Die Ursache ist evtl. ein Zahnherd – Abklärung erforderlich. Oder Allergische Reaktionen auf Zahnmetalle, Brillen, Lebensmittel, oder ein altes Schleudertrauma, das die Grundlage dieser Entzündung gebildet hat.
Beseitigung durch Zahnsanierung, Schwermetallausleitung, Leberreinigung evtl. mehrmals, Abtöten der Bakterien durch Zapperbehandlung

Gesichtsschmerzen = Neuralgie
Nach Ursache forschen: Erkrankungen der Zähne, der Nase, der Stirnhöhle, des Mittelohrs oder eine Infektion.
Beseitigung durch Zahnsanierung, Zapperbehandlung, Anwendung von Vitamin B3 und C, Leberreinigung.- Acontitum D 4 – D 6, stündlich 5 – 10 Tropfen, oder 7- 12 Globuli.

Halsschmerzen
siehe Angina.

Hand- und Daumenschmerzen

haben ihre Ursache häufig in Leberparasiten. Beseitigung durch Parasitenkur, oder Grapefruitkern-Extrakt, Zapperbehandlung, Nieren- und Leberreinigungskur.

Hämorrhoiden

Waschungen mit Salbeitee. – Sulfur D 6 – 2 x 5 Tropfen, Nux vomica D 12

Haut- Kopfhautentzündungen

sind meist Versuche des Körpers Umweltgifte zu entsorgen. Nach Ursache forschen und beseitigen. Entgiftungsmaßnahmen.

Herzschmerzen

häufig Parasiten. Beseitigung durch Parasitenkur und Zapperbehandlung. Die auslösende Ursache von Herzinfektionen liegt immer in den Zähnen.

Hüftschmerzen

die Ursachen sind immer Bakterien, aus den Nieren und den Zähnen. Beides muß gleichzeitig behandelt werden. Beginnend mit der Nierenreinigungskur, Zahnsanierung, gleichzeitig Zapperbehandlung und Vitamin D, Vitamin C, Vitamin B6, Kalzium in hoher Dosis.
Ist bei der einen Hüfte bereits eine Hüftgelenksoperation durchgeführt, sollten unbedingt die Narben entstört werden, da dies die Ursache für Schmerzen an der anderen Hüfte sein kann.

Kiefergelenkschmerzen

die Ursache ist meist eine versteckte Zahnentzündung. Zahnsanierung veranlassen. Zusätzlich Vitamin D, Kalzium, Magnesium. Abends vor dem Schlafengehen zur Muskelentspannung: Magnesium und Baldriankapseln einnehmen.
Abklären, ob Parasiten im Spiel sind. Beseitigung durch Zapperbehandlung.

Knochenschmerzen

nach Ursache forschen, da meist Umweltgifte beteiligt. Entgiftungsmaßnahmen, Schwermetallausleitung. Strahlenbeseitigung.
Bakterien abtöten durch Zapperbehandlung. Nieren- und Leberreinigung.

Kopfschmerzen

die häufigsten Ursachen sind Zahninfektionen, Infektionen der Harnwege, Verdauungsbeschwerden und Parasiten. Töten Sie alle Parasiten, Viren, Bakterien,

Pilze durch den Zapper ab, sanieren Sie Ihr Gebiß, verbessern Sie Ihre Darmtätigkeit, führen Sie die Nieren- und Leberreinigungskur durch.

Krebs

Krebs ist eine Egelerkrankung im Gespann mit einem Lösungsmittel. Vermeiden Sie Lösungsmittel, beseitigen Sie den Parasiten, führen Sie Entgiftungsmaßnahmen durch, sorgen Sie für Psycho-Hygiene – neben allen schulmedizinischen Maßnahmen.

Lymphdrüsenschmerzen

siehe Drüsenentzündung.

Magenschmerzen

meist verursacht durch Bakterien, töten Sie diese durch Zapperbehandlung, außerdem Echinacea, der Sonnenhut, die Goldrute, Fenchel und Curcuma, oder die Schwarzwalnußtinktur sind hilfreich. Sorgen Sie für zweimal Stuhlgang pro Tag. Zusätzlich Entgiftungsmaßnahmen und Nieren- und Leberreinigungskur.

Mandelschmerzen

siehe Angina.

Menstruationsschmerzen

sind ein Zeichen, daß die Gebärmutter und / oder die Eierstöcke nicht in Ordnung sind. Führen Sie die Nieren- und Leberreinigungskur durch, beseitigen Sie die Giftstoffe in Ihrem Körper durch Zahnmetall und Ihrer Umwelt, führen Sie eine Parasitenkur oder Zapperbehandlung durch.

Muskelrheumatismus

Massagebehandlung, Einreibungen mit Menthol-Kampfer, Rheumasalben, Bienengiftsalben, zum Einnehmen Apis D 3, Moor-, Fichtennadel-, Salz-, Bäder mit 50 g Kaiser Natron, Rheumabad / Hormonapin, Nervenbad / Hormonapin.
Entgiftungsmaßnahmen, abklären, ob Parasiten-, Schwermetall-, Strahlenbelastung vorhanden ist. Entspannungstherapien.

Muskelschwund

Abklären, ob Parasiten-, Schwermetall-, Strahlenbelastung vorhanden ist. Entgiftungsmaßnahmen, Vitamin B- + C-Präparate.

Nervenschmerzen

Neuralgie - Abklären, ob Parasiten-, Schwermetall-, Strahlenbelastung vorliegt, evtl. Zapperbehandlung. Tee 2 x täglich 1 Tasse trinken: 10 g Schellkraut, 25 g Kamille auf ½ Liter Wasser. Kamillenbäder 2 x pro Woche von 36 Grad C, 20 Minuten Dauer, wenn das Herz gesund ist. Salzbäder 2 x pro Woche, 35 Grad C, oder wärmer, Dauer 10-20 Minuten, danach 1 Stunde Bettruhe. Nervenbad / Hormonapin.

Netzhautentzündung

kann der Hinweis auf eine chronische Nierenentzündung, auf Zuckerkrankheit, aber auch auf Leukämie sein. Es kann aber auch der Hinweis auf eine chronische Vergiftung, durch Umweltgifte sein. Abklärung, damit die Ursache beseitigt werden kann.

Nierenentzündung

akut – häufig im Anschluß an Infektionskrankheiten des Nasen-/Rachenraums, aber auch schädliche Einwirkungen von chemischen Giften, u.a. Arzneien, stark saure, oder scharfe Speisen, evtl. in den letzten Monaten der Schwangerschaft, oder durch Erkältung kann die Ursache sein. Wichtiges Symptom: Veränderung des Harn und geringere Ausscheidung. Arztbesuch.
Chronisch – häufig warm baden, für guten Stuhlgang sorgen, für regelmäßigen Schlaf sorgen.
Nierenreinigungskur und weitere Entgiftungsmaßnahmen. Nach Ursache forschen.

Ohrenschmerzen

Ursache sind meist Bakterien. Zapperbehandlung. Vitamin B 3 und C.
Bei Erwachsenen kann die Ursache auch ein Zahnherd sein, oder Gallenkristalle, Grieß oder Steine. Zapperbehandlung, Nieren- und Leberreinigungskur. Milch nur abgekocht trinken, Käse nur in gebackenem Zustand essen = verhindert Verschleimung.

Rheumatismus

Abklärung, ob Parasiten, Bakterien, Umweltgifte, Schwermetalle oder Strahlen die Ursache ist, danach die entsprechenden Entgiftungsmaßnahmen, Zapperbehandlung, Schwermetallausleitung, Strahlenabschirmmaßnahmen. Abklären, ob Hormonstörungen zugrunde liegen, evtl. entsprechend behandeln. Einreibungen mit Lebertran 2-3 mal pro Woche, nach vorheriger gründlicher Reinigung der schmerzenden Stellen, ist in vielen Fällen recht erfolgreich. Entspannungstherapien.

Mögliche Ursache kann auch eine Nahrungsmittelallergie sein. Siehe unter Allergien, evtl. Pulstest.

Rückenschmerzen
chronischer Art wird häufig verursacht durch ungleich lange Beine, durch Wirbelsäulenverkrümmung – dies sollte entsprechend behandelt werden. Eine weitere Ursache sind Cholesterinablagerungen in den Gallengängen, aber auch Umweltgifte, Strahlen-, Parasiten-, Schwermetallbelastungen. Entgiftungsmaßnahmen, Zapperbehandlung, Parasiten-, Nieren- und Leberreinigungskur. Siehe auch Rheumatismus. Entspannungstherapien.

Stirnhöhlenschmerzen
Abklärung, welche Art von Schädigung vorhanden ist und diese beseitigen. Zapperbehandlung. Gesichtsdampfbäder, Inhalation von Eukalyptusöl (auf reines Öl achten) täglich 1 Minute, nicht länger als 4 Tage.

Unterleibsschmerzen
Abklärung nach der Ursache. Arztbesuch. Zapperbehandlung.

Venenschmerzen
siehe Beinschmerzen.

Vorhautentzündung
siehe Eichelentzündung.

Wadenschmerzen
siehe Beinschmerzen.

Zahnschmerzen
Zapperbehandlung als Sofortmaßnahme bis zum Zahnarzttermin.

Zehenschmerzen
Säure-Basen-Gleichgewicht normalisieren durch Natriumbikarbonat, Kalzium, Magnesium, Vitamin C, oder Bullrich vital + Vitamin C; Bakterien abtöten durch Zapperbehandlung, Nierenreinigungskur und Leberreinigungskur, evtl. Zahnsanierung, mit Schwermetallausleitung. Bei Strahlenbelastung, Abschirmungsmaßnahmen.

Zungenentzündung

dies ist die häufigste Begleiterscheinung anderer Krankheiten, dies können sein: Verdauungsstörungen, Halsentzündungen, aber auch Unverträglichkeiten auf Zahnmaterial. Möglichst die Ursache behandeln und zusätzlich evtl. Mundbäder mit Wasserstoffsuperoxydlösung 5 Tropfen auf ein Glas Wasser, warme Salzfußbäder – eine handvoll auf einen Eimer Wasser alle 2 - 3 Stunden, evtl. leichtes Abführmittel.

Nicht schmerzhafte Erkrankungen

Diabetes – Zuckerkrankheit

alle Diabetiker haben einen Egel (Parasiten) in der Bauchspeicheldrüse (Eurytrema pancreaticum), der normalerweise das Vieh befällt. Die Ansteckungsquelle ist wahrscheinlich der Verzehr von Fleisch oder rohen Milchprodukten.
Gleichzeitig muß Methanol in der Leber vorhanden sein, damit sich der Egel ansiedeln kann.
Methanol ist in vielen unserer Nahrungsmittel zu finden, wie z.B. im Tafelwasser, Süßstoff, Limonaden, Babynahrung, u.a. Produkten, auch aus dem Reformhaus. Vermutlich werden Gerätschaften mit Methanol gereinigt und kommen auf diesem Wege in die Nahrungsmittel.
Deshalb wäre es ratsam alle denaturierten Nahrungsmittel, Nahrungsmittel in Dosen, Karton und Flaschen zu meiden.
Töten Sie den Egel durch die Parasitenkur und den Zapper ab, reinigen Ihre Nieren und Leber durch die Reinigungskuren, verwenden Sie das Präparat Poterium spinosum (Fa. Hanosan) für ca. ½ Jahr und wenden Sie eine Entspannungstherapie an. Die Verbesserung wird sehr schnell eintreten, deshalb kontrollieren Sie täglich Ihre Blutzuckerwerte, damit Sie keine zu hohe Dosis Insulin bekommen.

Müdigkeit – chronisch

die Ursache kann eine Verarmung des Blutes an Blutfarbstoff, oder Blutarmut, als Folge von Blutverlusten, nervöse Erschöpfungszustände, Wirbelsäulenstörungen, Umweltgifte, Strahlenbelastungen, Vergiftungen durch Schwermetalle, Allergien, Funktionsstörungen der Leber, der Nebennieren, der Schilddrüse, des Darms, des Blutzuckerspiegels, Parasiten-, Bakterien, Pilz-, Virenbefall und / oder Mangelzustände sein. Es sollte die Ursache ermittelt und behoben werden. Zu empfehlen ist zunächst ein Multivitamin/Mineral/Spurenelemente – Präparat möglichst auf natürlicher Basis.

Haarausfall

bei diesem Befund sind immer Schwermetalle im Spiel, wie z.B. Amalgam, Quecksilber, Palladium, Kupfer, Nickel und andere Umweltgifte. Außerdem sind Kistalle (Grieß, Steine) in den Gallengängen zu finden. Durch diese Verstopfungen kann die Leber ihrer Entgiftungsfunktion nicht mehr nachkommen, die Schwermetalle und Umweltgifte werden an allen möglichen Stellen eingelagert (auch in der Kopfhaut), was zu einer Übersäuerung führt, Bakterien und Pilze anlockt, auch zu Hormonstörungen führt. Kommt nun noch eine Strahlenbelastung dazu, wird die Übersäuerung noch intensiver. Es treten Stoffwechselstörungen auf. Ist dieser Zustand erreicht, fallen die Haare aus.
Die Behandlung sollte sein Schwermetallausleitung, evtl. Zahnsanierung, Zapperbehandlung, Nieren- und Leberreinigungskuren, ausschalten oder reduzieren der Strahlenbelastung, Säure-Basen-Haushalt in Ordnung bringen, Darm sanieren, Mangelzustände beseitigen.

Hauterkrankungen

als mögliche Ursachen kommen in Frage: HIV, Hefen und Pilze, Parasiten, Bakterien, Viren, Allergien, Reste von Kinderkrankheiten.
Wenden Sie die Parasitenkur, den Zapper, die Nieren- und Leberreinigungskuren an, helfen Sie Ihrem Körper durch homöopathische Präparate die Reste der Kinderkrankheiten zu beseitigen. Führen Sie eine Darmsanierung durch, da dieses Organ bei Hauterkrankungen immer im Ungleichgewicht ist.

Gewichtsprobleme

bzw. Übergewicht, bzw. Fettleibigkeit. Hier liegt eine oder mehrere Funktionsstörungen vor, wie z.B. bei Frauen der Eierstöcke, der Bauchspeicheldrüse, der Schilddrüse, der Nebennieren, der Leber. Möglicherweise aber auch Ansammlungen von Schwermetallen und sonstigen Umweltgiften und in Folge Übersäuerung und Bakterien, Pilze, Viren, Allergien und Kristalle in den Nieren und den Gallengängen.

Depressionen

als Ursache kommen Vergiftungen von Quecksilber (Amalgamfüllungen), Phosphor (phosphathaltige Nahrungsmittel) und Schwefelkohlenstoff in Frage. Die Folge ist eine Übersäuerung des Gewebes, das den Nährboden für Parasiten, Bakterien, Pilze, Viren bildet und durch die Schwermetalle ins Gehirn gelangen und dort Störungen an den Neurotransmittern hervorrufen. Als weitere Ursache, oder zusätzlich kommen Leberfunktionsstörungen, oder Hormonstörungen in Betracht.

Die Ursache muß gefunden und behandelt werden.

Universelle Allergien

die Ursache ist eine in ihrer Entgiftungsfunktion stark eingeschränkte Leber, aber auch / und Parasiten. Machen Sie die Parasitenkur, die Zapperbehandlung, die Nierenreinigungskur und mehrfach die Leberreinigungskur.

Verdauungsbeschwerden

die möglichen Ursachen können Funktionsstörungen, eines oder mehrerer an der Verdauung beteiligten Organe sein, und / oder Parasiten, Bakterien, Viren, Pilze im Verdauungstrakt. Die Parasiten, Bakterien, Pilze, Viren sollten beseitigt werden, durch Parasitenkur, und/oder Zapperbehandlung, zur Regeneration der funktionsgestörten Organe können homöopathische, oder Organpräparate eingesetzt werden.

Adresse für Kontaktaufnahme:

INSTITUT FÜR DIAGNOSE UND THERAPIE
UTE CLAUSNER
GRAVENBRUCHWEG 33
63069 OFFENBACH
TEL. 069/844914 + 844993 FAX